跟赵理明老师学手诊

赵理明　主　审
杭　凯　主　编

北方联合出版传媒（集团）股份有限公司
辽宁科学技术出版社

图书在版编目（CIP）数据

跟赵理明老师学手诊 / 杭凯主编 . -- 沈阳：辽宁
科学技术出版社，2025. 3. -- ISBN 978-7-5591-4075-3

Ⅰ . R241.29

中国国家版本馆 CIP 数据核字第 2025Y47X98 号

出版发行：辽宁科学技术出版社

（地址：沈阳市和平区十一纬路 25 号 邮编：110003）

印 刷 者：辽宁新华印务有限公司

经 销 者：各地新华书店

幅面尺寸：170mm × 240mm

印 张：18

字 数：300 千字

出版时间：2025 年 3 月第 1 版

印刷时间：2025 年 3 月第 1 次印刷

责任编辑：丁 一

封面设计：冰宇设计

版式设计：袁 舒

责任校对：许琳娜

书 号：ISBN 978-7-5591-4075-3

定 价：88.00 元

编辑电话：024-23284363 15998252182
邮购热线：024-23284502
E-mail：191811768@qq.com
http://www.lnkj.com.cn

编委会

前　言

　　望手诊病，即通过观察掌纹、手形、气色、指甲等人体皮肤上的独特印记，是每个人独特的身份标识，蕴含着许多关于健康和心理性格的密码。这一古老而神秘的学问，在手面诊专家赵理明医师的多年研究中有了新的发现。我与赵理明医师的师生缘分，正是从解读掌纹密码开始的，至今在南京相识已二十余年。

　　我在南京新闻台工作期间，曾主持一档心身健康类节目《快乐养生坊》，有幸采访到潜心研究望手诊病四十余年的赵理明医师，并多次邀请他至广播电台进行望手诊病及健康知识交流互动。他的望手诊病功底和独到见解让我深感震撼。在他的手诊世界里，每一条纹路都仿佛是一段故事，诉说着生命的起伏与波澜。正是这次采访，让我对望手诊病产生了浓厚的兴趣，并与赵理明医师结下了深厚的情谊。

　　为了更深入研究望手诊病，我在南京举办了赵理明手诊学习班，跟随他学习手诊技术，共同探索掌纹与心理性格之间的微妙关系。赵理明医师的手诊解读不仅局限于表面的纹路分析，以判断身体健康，更深入到了人的内心世界。他常说："手诊不仅能预测身体健康，还能反映一个人的性格、情感和心理状态。"

　　我在南京开办了咨询室后，将正念减压与望手诊病紧密结合。记得有一个8岁的孩子，因内心恐惧来到我的咨询室。我观察她的双手，发现其脑线纹路虽浅但复杂凌乱。在用正念催眠帮助她解决恐惧问题的同时，我叮嘱家人要培养孩子抓大放小的品质，并给予家长心理健康教育。现在，孩子性格开朗，积极参加校内外举办的歌唱比赛，多次获奖。由此，我逐渐领悟到掌纹解读与心理咨询的紧密联系。掌纹虽是一种生理现象，却承载着个体的心理历程。通过分析掌纹，我们可以窥见人的内心世界，进而提供有针对性的心理咨询和帮助。这种结合，不仅拓宽了心理咨询的领域，也为望手诊病注入了新的活力。

一位家长期待孩子考上医科大学，希望通过儿子完成自己儿时的梦想，因此阻拦儿子画画，让儿子全身心投入高考复习中。这导致母子之间产生了较大的冲突，儿子情绪低落，处于抑郁状态。母亲只好寻求心理专家的帮助，来到我的工作室。在进行家庭治疗的同时，我特意看了孩子的掌纹，发现孩子生命线末端有一条先天性的斜穿生命线的美术线。在与孩子母亲交流的过程中，我谈到了孩子天生的艺术潜质，并建议妈妈让孩子做自己，去开启属于自己的生命故事。母亲最终放下了自己的期待，把选择权交给了儿子，结果可想而知儿子逐渐走出了阴霾。

　　在赵理明医师的帮助下，我怀揣着传播手诊之心的梦想，将这几年与赵理明医师交流学习的内容整理成册，并请他审阅，此书旨在传播中华文化瑰宝，让更多的人了解望手诊病的奥秘，并与现代心理学技术紧密结合。书中不仅涵盖了望手诊病的基本理论和方法，还深入探讨了掌纹与身心疾病之间的微妙关系。希望通过这本薄著，能让更多人认识到望手诊病的价值，同时也为心理咨询领域带来新的启示。

　　我们深信，掌纹与心身疗愈之间存在着紧密的联系，这将揭示更多关于生命和健康的奥秘，成为我们不断探索和追求的目标。

　　"广交天下客，幸会四海友"，期待通过这本书连接你我，让更多人通过学习望手诊病技术，颐养身心，享受幸福生活，让健康伴随您！由于本人水平有限，不足之处，欢迎读者批评指正！

2024年8月15日于南京市中山东路龙台国际大厦611室　杭凯

电话：18913823616　　微信：chan008100

目　录

上篇 望手诊病的基础知识

第一章　什么是手诊

杭凯问：赵医师好，您临床研究手诊已有30多年了，能否解释一下手诊的概念及定义？

1.手诊的概念

答：手诊，即望手诊病，有人称之为手象，也有人叫手相。但无论如何称呼，"手象"其实更接近手诊的本质意义。象，有预兆之意，指事情发生前所显露的迹象，比如气象预报。而"手相"，人们则往往与算命相混淆。

手诊的概念是通过观察一个人双手掌的全部特征，从外观到内里，捕捉和发现人体内外有规律性的阳性反应物所透露出的生理病理变化信息，以此来拓宽中医诊法的视野，并作为指导临床应用及参考的治疗依据。

2.手诊的定义

手诊是根据一个人的手掌形状、大小、气色、温度、掌纹、皮纹、指纹、指甲、皮肤干燥湿润程度、肌肤软硬等特征，运用望、摸、按、推、揉、点压等方法，来判断人体健康和疾病信息，并进一步研究一个人的性格特征。

没有深入的临床实践应用，没有从感性认识上升到理性认识，缺乏可重复性和可操作性的经验，往往会肤浅单一地、想当然地自我推理，从而错误地认为手诊只是一门辅助性的诊断方法。

其实，手诊与其他医学诊断方法一样，同样具有重要的指导作用，但也有其局限性。手诊不同于文学作品，来不得半点夸张和虚构。虽然新世纪全国高等医学院校规划教材《中医诊断学》第十一章第一节指出："望诊研究进展中，不仅提到了望面色、望五官，同时也提到了望手纹、望指甲的进展。"尽管教材没有给手诊诊断方法留有空间，但相信随着众多研究者的努力和对手诊的普及推广，一定会引起医学界对手诊实用价值的重视，从而将其纳入教材中。

其实，中医诊断施方医治疾病，离不开扁鹊首先提出的"望闻问切"

四诊合参来综合判断。同样，西医的诊断也依赖于化验分析、仪器透视、拍片扫描介入镜窥等方法，可以综合临床表现判断。对于遇到的疑难复杂病症和大病，还需要组织高手们来讨论会诊，最后决定诊断和施治方案。如此严谨细致，临床上也不敢保证100%准确无误，医院检查单下几乎都会注明"仅供临床参考"的提醒字样，因此也同样可能会出现有误诊的概率。因为，人体是一个永远研究不透的谜。再先进的仪器有时候也无法替代医生的临床丰富经验和规律性总结。科技再发达，像望远镜和显微镜一样，也会有其限度的。

杭凯问：赵医师好，您能否简单地谈一下学习手诊的目的、要求和方法？

1.学习手诊的目的

学习手诊的目的在于关心无症状的正常人，能够通过提前发现疾病的信号，提示人们重视健康的生活方式和行为习惯，以达到养生保健的效果，实现无病早防。有病早治，指导人们有方向地就诊检查。这是手诊的意义和灵魂所在。

2.学习手诊的要求

想要更好地学习手诊健康诊断知识，应积极拓宽知识领域。单靠一项诊断技术支撑在临床上徘徊是不够的，还需要学习面诊、舌诊、腹诊等一些简单易学的诊断方法。另外，短暂、散碎的快餐式碎片化兴趣是无法学好、学成功的。手诊光靠个人的临床实践经验和闭门研究是无法开拓创新思路的；只知道某个阳性符号提示什么病症信息，而不知道为何该部位会出现阳性符号的原理，这只会停留在经验层面。这就要求研究探索者改变思维，只有这样，手诊医学才能更进一步发展，找到以外观内对应反射区的理论根源。

3.学习手诊的方法

在努力学习望手诊病技术的同时，还应广泛涉猎五官面貌、足相、身相、走相、跑相、声相、坐相、卧相，以及为人处事行为的相和象。这些都可以反映人体的内脏经脉、内在身心的全息外观，均有诊断价值。

作为医者、学习望诊的研究者、学习养生健康保健知识的人，应虚心扩大自己的知识结构，以提高临床能力。

　　多年研究手诊和面诊的临床实践证明，望手和面诊病是客观存在的。不要因为自己不明白、看不见或没有证据支撑就否定它，认为别人迷信。其实，大千世界中，人们能用肉眼看见的东西必定是有限的，很多事物是用肉眼甚至仪器无法观察到的，人体永远是一个研究不透的谜。例如，人的价值观、爱情观和大脑知识结构等这些都是用肉眼看不见的。

　　在一次大型手面诊公益讲座中，有位记者提问我："您把这些绝招教给大家，不怕别人夺走了您的饭碗吗？"我笑答："世界上的人，我一个人无法救完，也看不完；世界上的钱，我一个人也挣不完。凡保守者只是狭小思想在捣鬼，狭隘心胸在作祟。"

　　在这里，我要特别提到天津市名中医、天津中医药大学研究生导师李岩教授。他看了《一病多方快速诊疗法》一书后，通过微信与我进行了沟通，为了鼓励我进一步研究手诊和面诊医学，他特别邀请了北京篆刻名家岳志军教授为我专门篆刻并快递了一枚"赵理明手诊面诊"精美石料印章（图1-1）。在此，对二位教授表示衷心感谢！

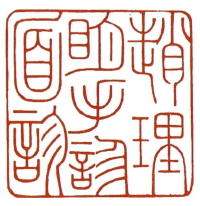

图1-1　赵理明手诊面诊刻印

第二章　手部各部位划分

手部各部位划分，见图2-1~图2-8。

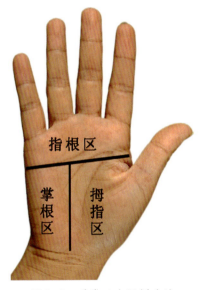

图 2-1　手掌三大区划分法

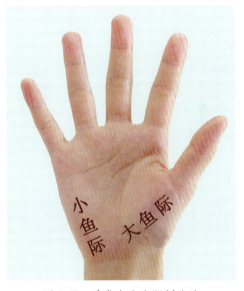

图 2-2　手掌大小鱼际划分法

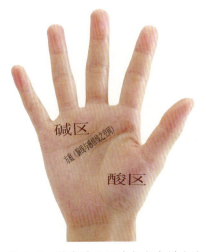

图 2-3　手掌酸 3 区域与方庭划分法

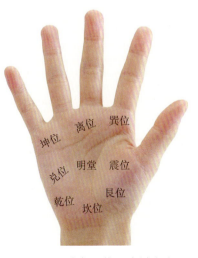

图 2-4　手掌八卦区域划分法

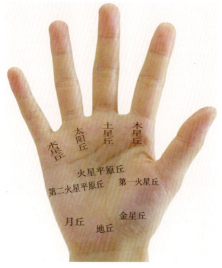

图 2-5　手掌九星丘位区域划分法

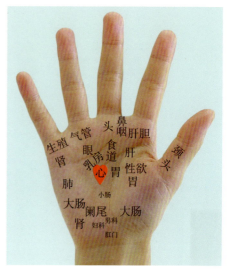

图 2-6　手掌对应人体脏腑区域划分法

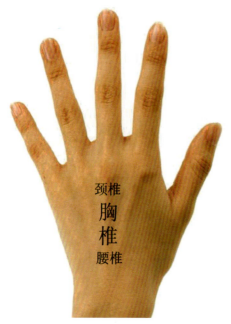

图 2-7　中指掌骨与颈椎、胸椎、腰椎对
　　　　应划分法

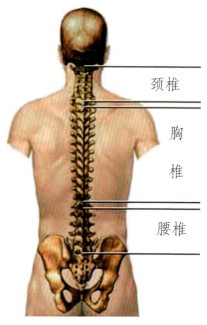

图 2-8　中指掌骨与颈椎、胸椎、腰
　　　　椎对应实例图

第三章　指甲各部位划分

一、指甲各部位划分

指甲各部位划分见图3-1-1，标准指甲以占本指节长度1/2为标准（图3-1-2）。

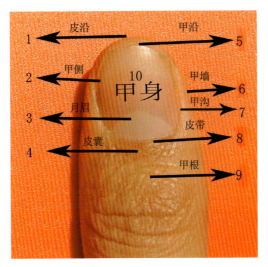

图 3-1-1　手指甲各部位划分图文

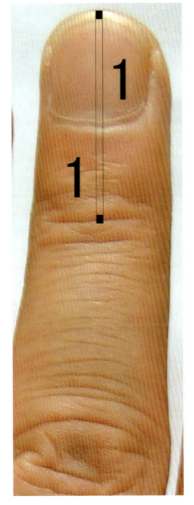

图 3-1-2　标准指甲 1/2

二、指甲简易诊法介绍

（1）大甲：即指甲大于本指节1/2者，为长期呼吸道疾病咳嗽信息（图3-2-1）。

（2）小甲：即指甲小于本指节1/2者，为长期生理性头痛信息（图3-2-2、图3-2-3）。

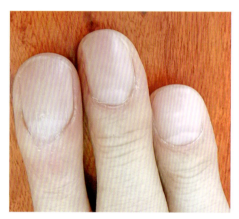
图 3-2-1　大甲

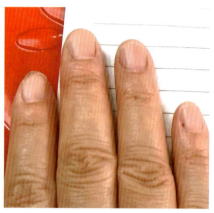
图 3-2-2　小甲

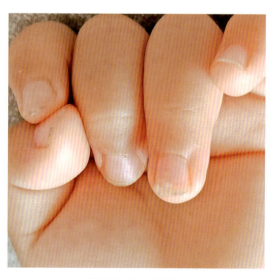
图 3-2-3　小甲

（3）大拇指甲面上若存在一条不凸起于甲面的黑色纵纹，为血脂黏稠信息（图3-2-4）；如果黑色纵纹高凸甲面，为高血压或心脏方面疾病信息（图3-2-5）。

（4）双手大拇指甲宽短，男性多见，为精子存活率低的信息。病例：男，36岁（图3-2-6）。

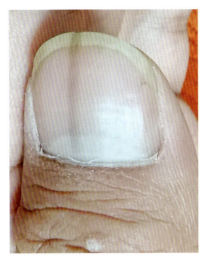 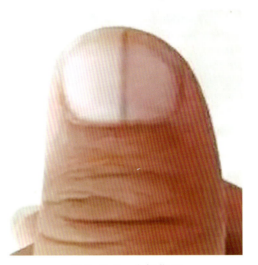

图 3-2-4　大拇指甲　　　　　　　　图 3-2-5　大拇指甲

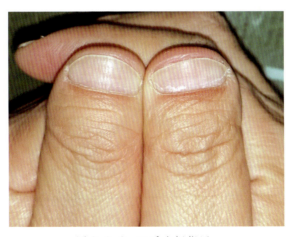

图 3-2-6　双手大拇指甲

（5）若指甲上的白色月眉大于全甲2/5以上，为家族有遗传性高血压的提示信息。病例：女，45岁（图3-2-7）。

（6）当十指指甲短期内变平，为近期压力大所致。病例：男，45岁（图3-2-8）。

（7）十指甲前端甲下有红色宽带状，为近期腹泻所致（图3-2-9）。

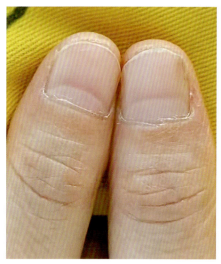

图 3-2-7　双手大拇指甲

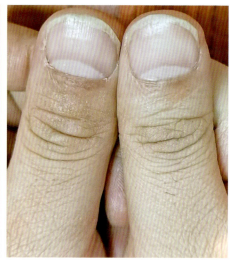

图 3-2-8　双手大拇指甲

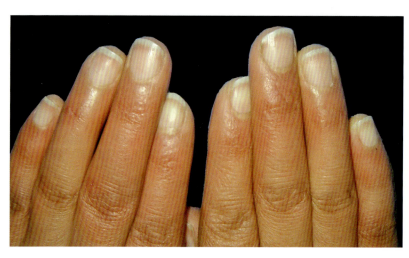

图 3-2-9　双手甲

（8）指甲面有白色斑点众多者，为近期消化不良所致（图3-2-10）。

（9）指甲皮带宽阔，为长期消化不良；慢性胃炎史信息（图3-2-11）。

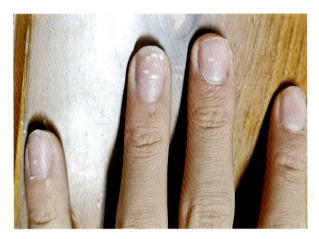

图 3-2-10　双手甲

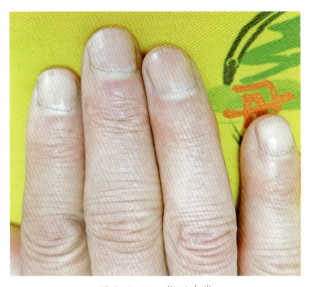

图 3-2-11　指甲皮带

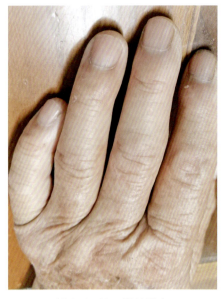

图 3-2-12　指甲褐色

（10）如果年龄增长，导致指甲变褐色，建议积极防止恶变病的发生。病例：女，74岁（图3-2-12）。

（11）指甲下若短时间出现黑色斑块，首先应询问患者是否受打击所致，询问此人为门夹伤所致（图3-2-13）。

（12）指甲皮囊处出现倒刺，为肠胃功能紊乱所致，近期消化不良。病例：女，25岁（图3-2-14、图3-2-15）

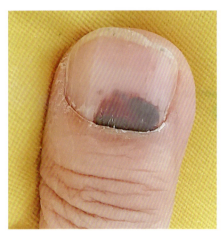

图 3-2-13　大拇指甲黑色斑块

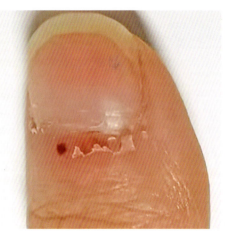

图 3-2-14　大拇指甲

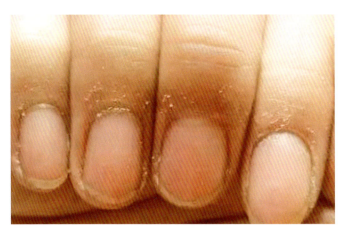

图 3-2-15 指甲倒刺

（13）皮囊均呈现咖啡色，为近期胃热所致（图3-2-16）。

（14）十指甲及指端呈现肥大如鼓槌状，与幼年咳嗽病史有关，特别是百日咳病史（图3-2-17）。

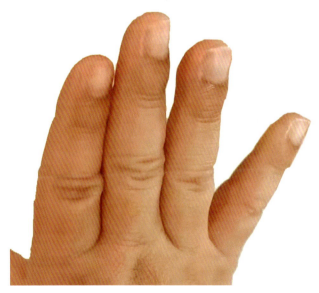

图 3-2-16 指甲皮囊

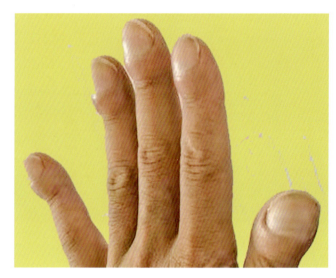

图 3-2-17　十指甲指端槌状

（15）若十指甲没有白色月眉，多为20岁以前存在低血压信息；随着年龄的增长，如果此人又肥胖，会出现血压升高或血压不稳定信息（图3-2-18）。

（16）指甲呈现贝壳状，为长期患呼吸道疾病所致（图3-2-19）。

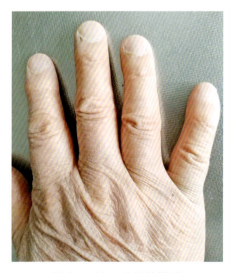

图 3-2-18　无月眉指甲

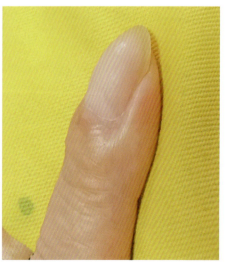

图 3-2-19　贝壳甲

三、各种皮指纹墨印图

皮指纹是一种重要的遗传性状，能反映出一个人的遗传信息和体质强弱，各种皮指纹墨印图见图3-3-1~图3-3-7。

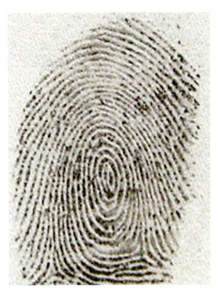

图 3-3-1　斗指纹

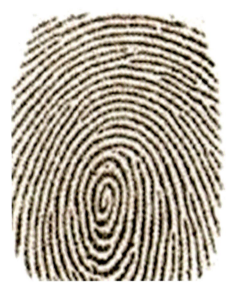

图 3-3-2　涡指纹

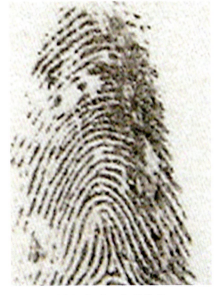

图 3-3-3　箕形指纹

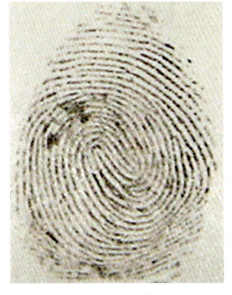

图 3-3-4　S 指纹

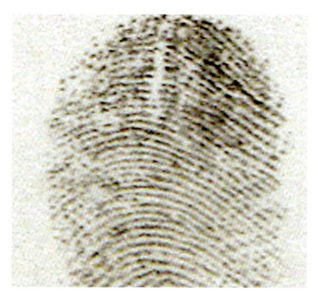

图 3-3-5　弓形指纹

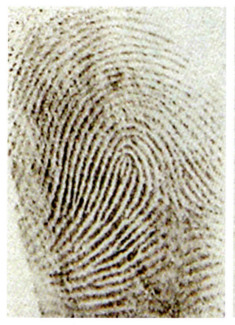

图 3-3-6　左马蹄指纹

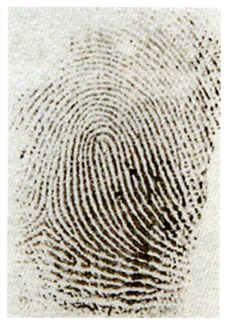

图 3-3-7　右马蹄指纹

四、手部各掌纹名称划分图文标识

各掌纹名称划分见图3-4-1~图3-4-42。

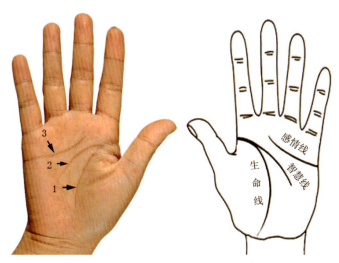

图3-4-1　生命线、智慧线、感情线

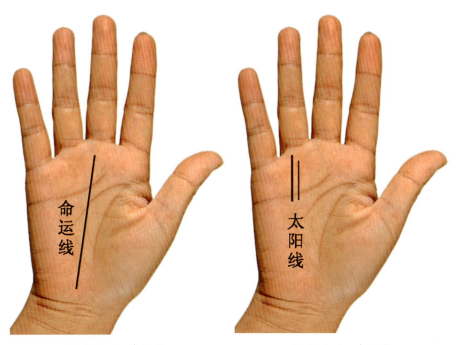

图3-4-2　命运线　　　　　　　图3-4-3　太阳线

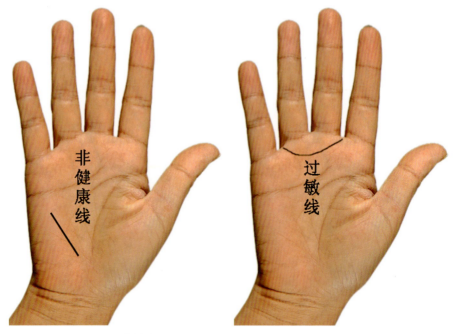

图 3-4-4　非健康线　　　　　　　图 3-4-5　过敏线

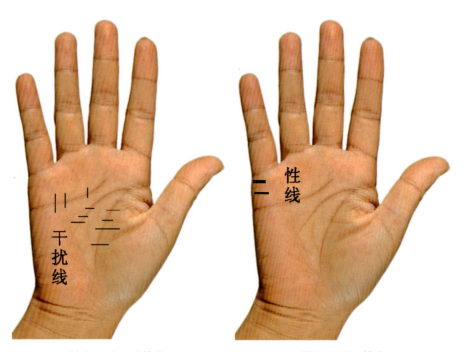

图 3-4-6　干扰线　　　　　　　　图 3-4-7　性线

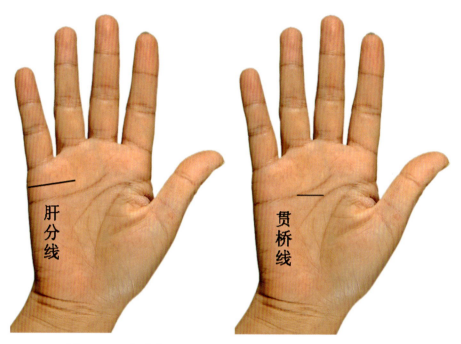

图 3-4-8　肝分线　　　　　　　　图 3-4-9　贯桥线

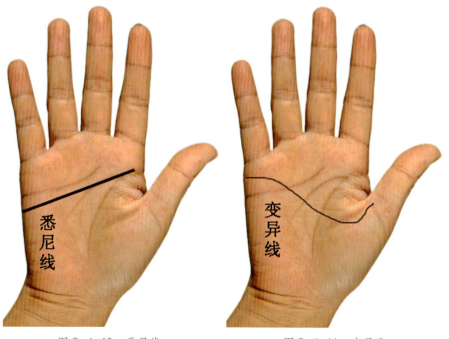

图 3-4-10　悉尼线　　　　　　　图 3-4-11　变异线

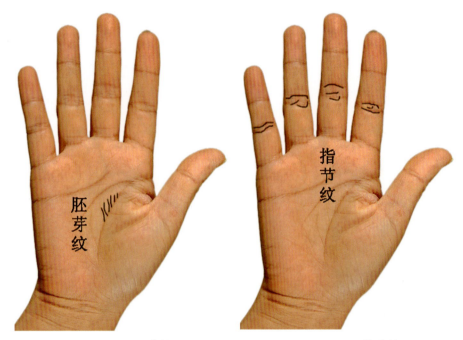

图 3-4-12　胚芽纹　　　　　　　　图 3-4-13　指节纹

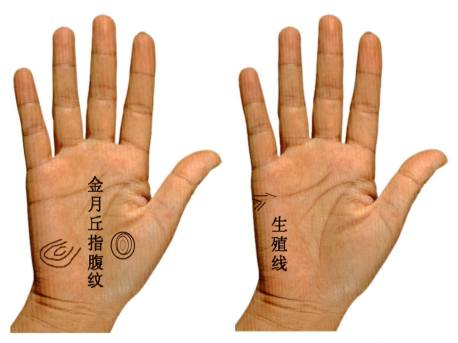

图 3-4-14　金月丘指腹纹　　　　　图 3-4-15　生殖线

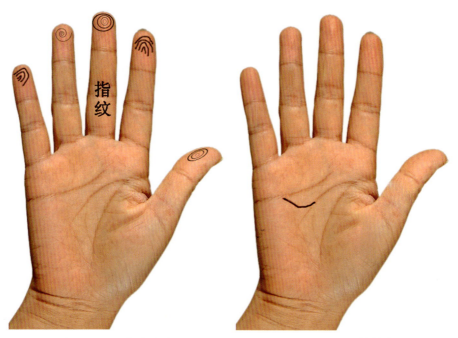

图 3-4-16　指腹皮纹　　　　　图 3-4-17　颈椎增生线

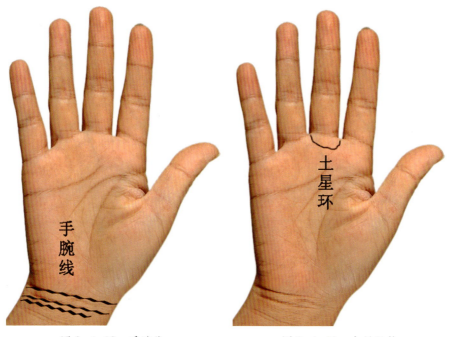

图 3-4-18　手腕线　　　　　图 3-4-19　土星环纹

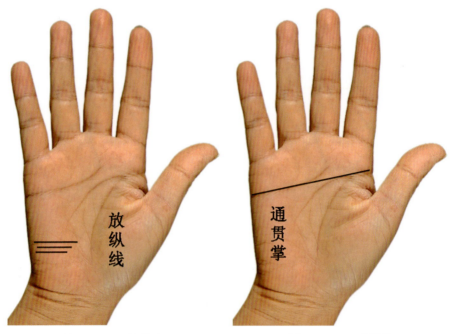

图 3-4-20　放纵线　　　　　　　图 3-4-21　通贯掌

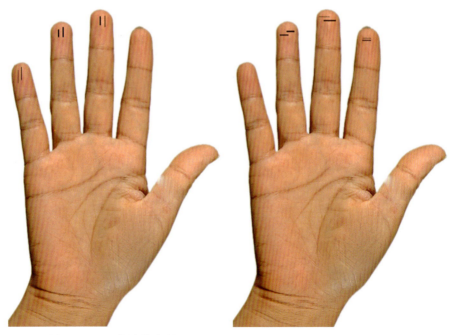

图 3-4-22　指腹肚竖纹　　　　　图 3-4-23　指腹肚横纹

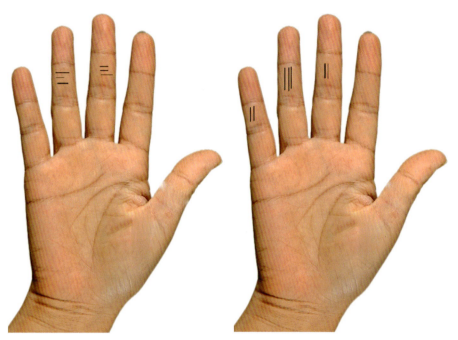

图 3-4-24　指节横纹　　　　　　　　图 3-4-25　指节川字纹

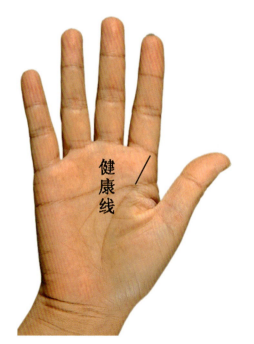

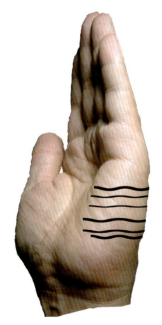

图 3-4-26　健康线　　　　　　　　图 3-4-27　打击缘纹

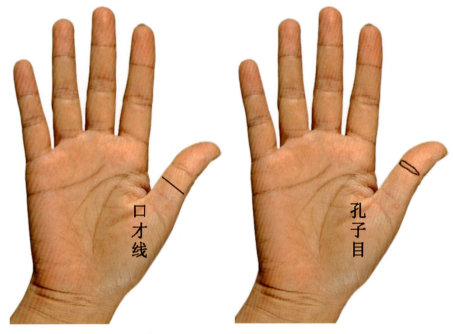

图 3-4-28　口才线　　　　　　　　图 3-4-29　孔子目

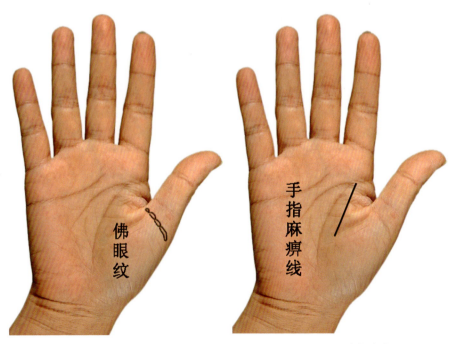

图 3-4-30　佛眼纹　　　　　　　　图 3-4-31　手指麻痹线

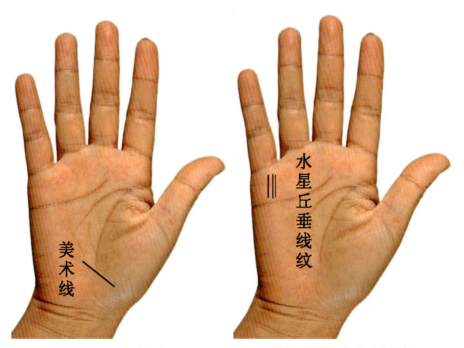

图 3-4-32　美术线　　　　　　　　图 3-4-33　水星丘垂线纹

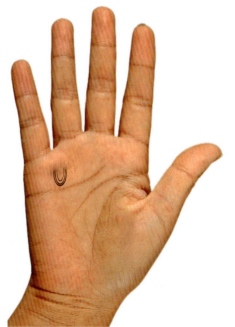

图 3-4-34　坤位马蹄指样纹

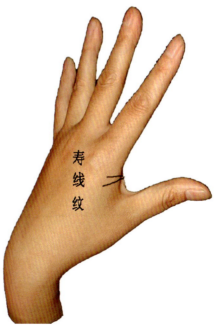

图 3-4-35　寿线纹

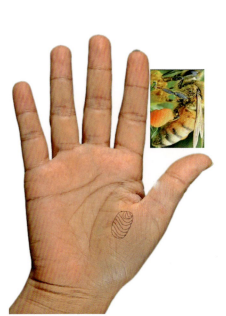

图 3-4-36　音乐线

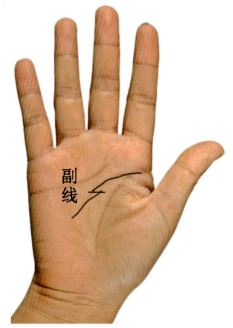

图 3-4-37　副线纹

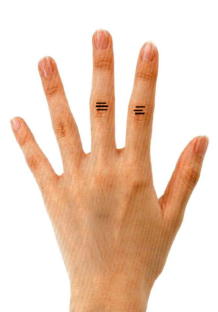

图 3-4-38　手背指节纹

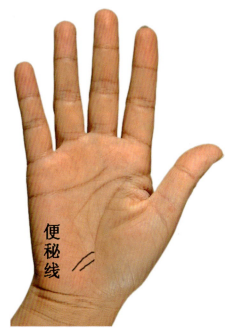

图 3-4-39　便秘线

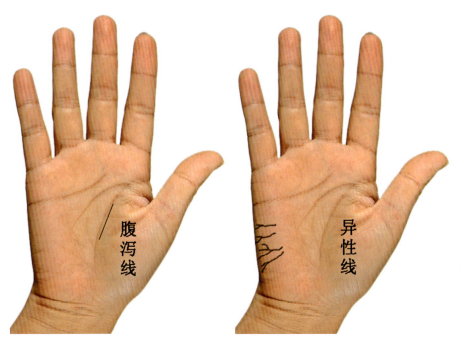

图 3-4-40　腹泻线　　　　　　　　　图 3-4-41　异性线

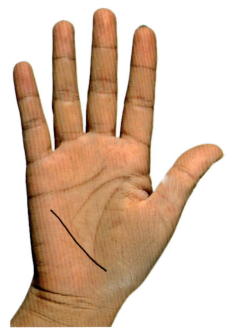

图 3-4-42　免疫力下降线

27

（4）生命线平直而行，使酸区扩大，提示有家族性糖尿病史。

病例：男，52岁，见双手掌生命线（图4-1-7）。

（5）生命线靠下端处，线外侧有如图样三角符号，提示本人或者有家族痛经病史。男性生命线靠下端处外侧有三角符号，提示有疝气史。

病例一：女。38岁，患者表示，她和姑姑以及姑姑的女儿都有痛经史，这可能与遗传有关（图4-1-8）。

病例二：男，34岁（图4-1-9）。

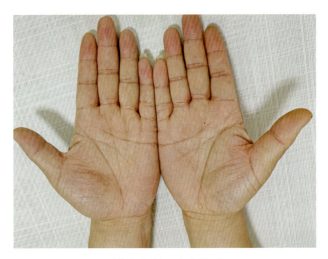

图 4-1-7　生命线图

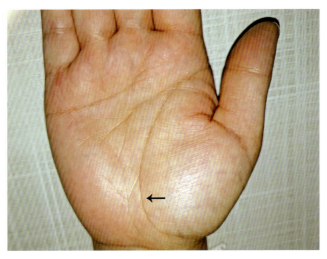

图 4-1-8　生命线图

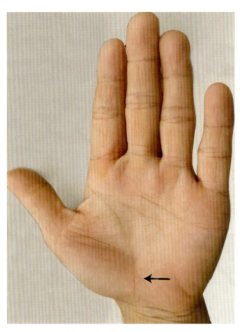

图 4-1-9　生命线图

（6）生命线下端分叉，叉纹同主线一样粗；且手掌面呈现光亮，为痛风性关节炎信号。

病例：女，26岁（图4-1-10）。

（7）生命线走到下端或中央处中断，出现有空白，提示此人有家族性脑血管病致半身不遂史。

病例一：男，46岁（图4-1-11）。

病例二：男，52岁，患者说他母亲、外婆、二舅均为脑出血后形成半身不遂（图4-1-12）。

（8）生命线走到2/3处消失，提示家族有泌尿系结石史，长期饮柠檬茶，可免受疾病之苦。实践证明：柠檬有化石的作用。

病例：女，62岁，当门诊手诊时，告诉她说双手生命线均走到2/3处消失，为家族有遗传泌尿系结石史，患者立即说，是的，我们家族里几乎人人都有肾结石或尿管结石（图4-1-13）。

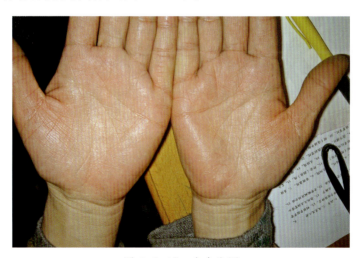

图 4-1-10　生命线图

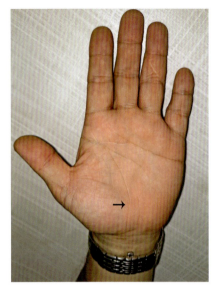

图 4-1-11　左手生命线图

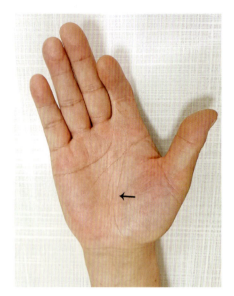

图 4-1-12　右手生命线图

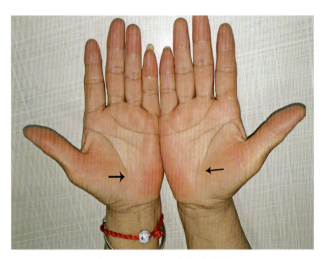

图 4-1-13　双手生命线图

（9）生命线中央线上交织着方格纹的纹路，多为此人胃切除病史。

病例：女，58岁，其生命线中央线上有"口"形纹叩住，为胃切除手术史，此患者门诊时告诉自己胃切除2/3，已经8年了（图4-1-14）。

（10）生命线、智慧线和感情线三大主线均浮浅，几乎看不清楚，提示此人易患感冒、体质差。

　　病例一：女，22岁，三大主线均浮浅，几乎看不清楚，此人易感冒，体质差（图4-1-15）。

　　病例二：女，18岁，三大主线均浮浅，几乎看不清楚，此人易感冒，体质差（图4-1-16）。

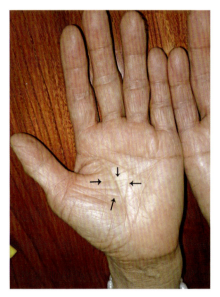

图 4-1-14　左手生命线图

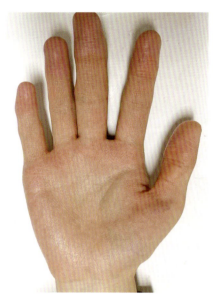

图 4-1-15　左手掌图

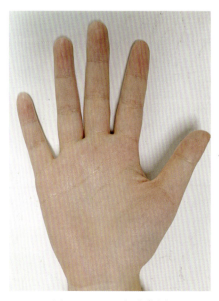

图 4-1-16　右手掌图

（11）胖人大多酸区肥大，导致生命线向外扩张延伸，中间走线超过中指中垂线。且指缝掌面有明显的脂肪丘堆起，均提示为高血压信号。

病例一：女，55岁，双手掌酸区大（图4-1-17）。

病例二：男，45岁，此人性格偏于急躁（图4-1-18）。

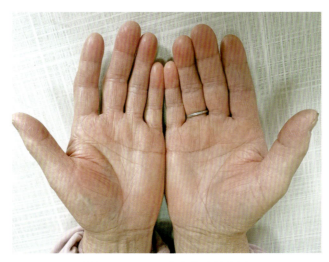

图 4-1-17　双手命线酸区大图

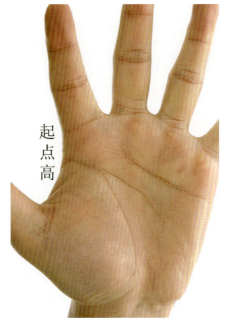

起
点
高

图 4-1-18　生命线起点高图

病例三：男，48岁（图4-1-19）。

（12）生命线内侧酸区如果呈现扁平塌陷状，提示此人体质较弱，易感冒，经常感到乏力。

病例一：男，36岁（图4-1-20）。

病例二：女，38岁（图4-1-21）。

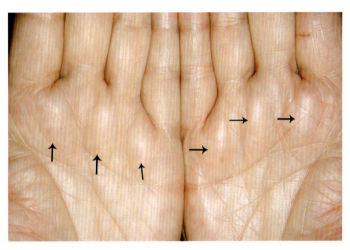

图 4-1-19　脂肪丘堆起图

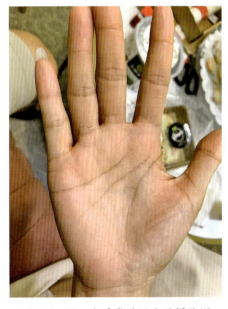 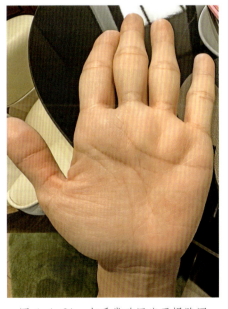

图 4-1-20　右手掌酸区扁平塌陷图　　　　图 4-1-21　左手掌酸区扁平塌陷图

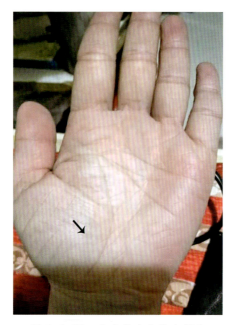

图 4-1-25　左手掌生命线内侧有小凹凸

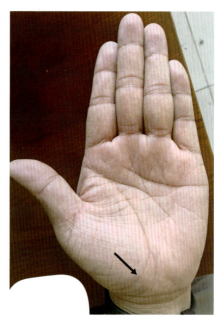

图 4-1-26　左手掌生命线末端大岛纹图

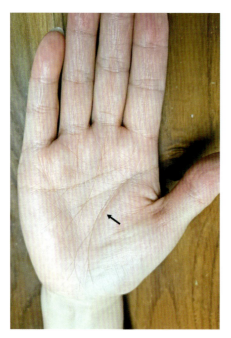

图 4-1-27　右手掌腹泻线图

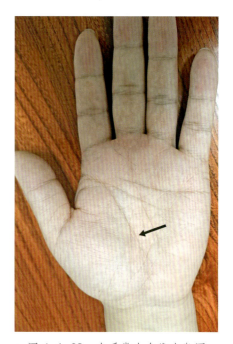

图 4-1-28　左手掌生命线小岛图

病例二：男，35岁，其右手掌生命线下方线上有小岛纹（图4-1-29）。

（19）生命线靠下端处，线两侧有形似如图样狭窄小岛纹，提示卵巢囊肿信号。一般线外侧在右巢囊，线内侧在左巢囊。拇指侧为左侧。

病例：女，30岁，右手掌生命线下方外侧有狭窄小岛提示卵巢囊肿信号（图4-1-30）。

（20）生命线末端或地丘处有比黄豆稍大垂直岛纹，且岛纹皮肤色泽淡白色，提示应积极防止直肠肿瘤或直肠囊肿发生。

病例：男，47岁，其左手掌地丘处稍大垂直岛纹，为直肠囊肿肿瘤信号（图4-1-31）。

（21）生命线内侧酸区肥大饱满，有向大拇指掌外凸张的趋势，提示此人强壮、肾功能强。

图例：男，49岁，左手大鱼际饱满鼓大（图4-1-32）。

（22）生命线下端有狭长岛纹符号出现，提示此人易倦怠，乏力症信号。

病例一：女，67岁（图4-1-33）。

病例二：女，30岁（图4-1-34）。

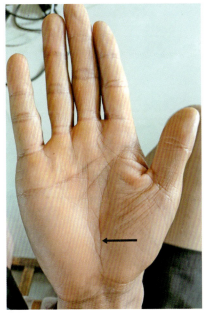

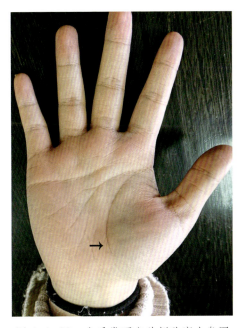

图4-1-29　右手掌生命线小岛图　　图4-1-30　右手掌下方外侧狭窄小岛图

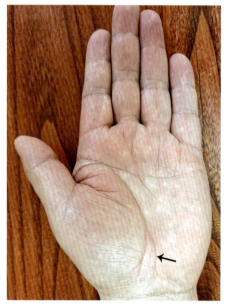

图 4-1-31　左手掌地丘处稍大垂直岛纹图　　图 4-1-32　左手掌大鱼际图

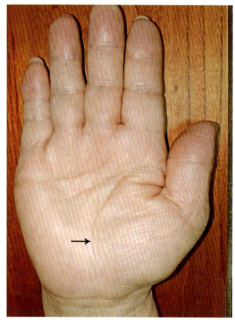

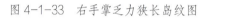

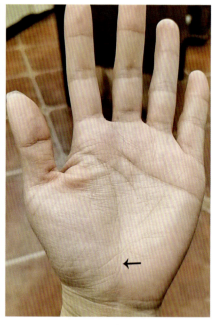

图 4-1-33　右手掌乏力狭长岛纹图　　图 4-1-34　乏力狭长岛纹图

（23）生命线内侧震位有横凹沟，提示此人有消化系统方面疾病，凹沟深浅同胃病成正比例。

病例：女，67岁（图4-1-35）

（24）生命线与智慧线之夹角处，有明显突起脂肪丘，为脂肪肝信号。

病例：女，48岁（图4-1-36）。

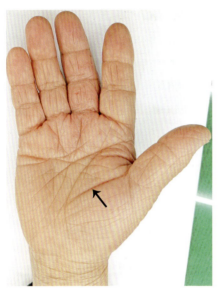

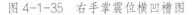

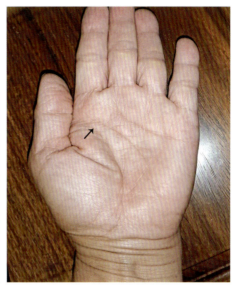

图4-1-35　右手掌震位横凹槽图　　　图4-1-36　左手掌图

（25）生命线下端有一条斜短的干扰线，为美术线，提示此人从幼年就喜欢美术，有此天赋，但临床发现，随着年龄增长，或因工作原因易患腰痛。

病例：女，28岁（图4-1-37）。

（26）生命线与智慧线之夹角掌面有菱状纹理符号，提示此人幼年有遗尿史。

病例：女，78岁，手诊时，老人说她幼年尿床到上初中，现在也尿频严重（图4-1-38）。

（27）生命线中央若生出勃勃向上的掌纹，且命运线走向中指，临床上多见事业成功之人士，建议要注意身体健康，不要过于劳累。

病例：男，46岁，左手掌生命线中央生出勃勃向上的掌纹，命运线走向中指，此人是一连锁企业老板（图4-1-39）。

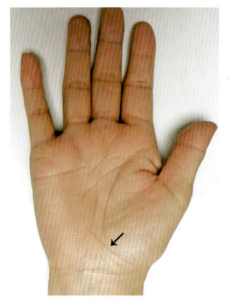

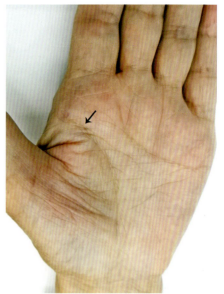

图 4-1-37　右手掌图　　　　　　　图 4-1-38　左手掌图

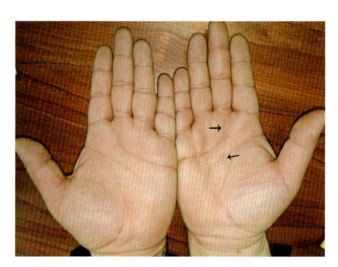

图 4-1-39　双手掌图

（28）生命线下端内侧，如图样掌面有极短明晰纹路，为慢性妇科炎症史之迹。

病例：女，53岁，患者主诉：患慢性妇科炎症十几年（图4-1-40）。

（29）无论双手生命线下端有大岛纹符号，男女均为腰腿痛信号。男性应防止前列腺病，女性提示附件炎病信号。

病例一：男，50岁，右手掌生命线下端有大岛纹符号（图4-1-41）。

病例二：女，40岁，左手掌生命线下端有大岛纹符号（图4-1-42）。

（30）生命线下端两侧生出有几条细支线，为慢性盆腔炎史。

病例：女，48岁，主诉：盆腔炎多年史（图4-1-43）。

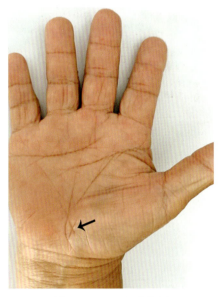

图4-1-40　右手掌图

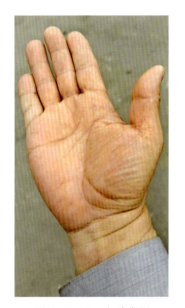

图4-1-41　右手掌图

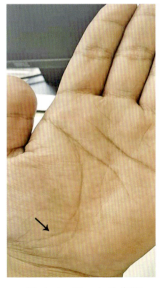

图4-1-42　左手掌图

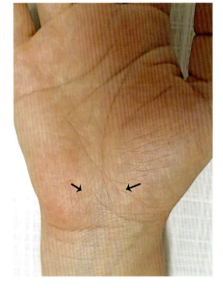

图4-1-43　右手图

（31）生命线几乎由大岛纹连接形成，提示此人先天性体质差，临床消瘦人多见。

病例：男，31岁，此人有过肺结核病史。（图4-1-44）。

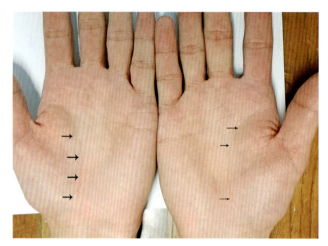

图4-1-44　双手生命线图

（32）生命线与智慧线起点处，皮下有明显青暗血管，提示此人近期劳累过度。

病例：女，45岁（图4-1-45）。

（33）生命线走到二分之一后，皮下呈青黑色，提示此人下焦寒气重，正患腰腿痛病。

病例一：女，40岁（图4-1-46）。

病例二：女，38岁，主诉：腰疼，宫寒（图4-1-47）。

（34）生命线走到二分之一就消失，头齐，提示为家族性肝硬化病史。

病例：女，43岁，右手掌生命线二分之一消失，患者说，家族有4人均有肝硬化病史（图4-1-48）。

（35）生命线下端外侧生有两三条支线，支线两侧又有小支线，为慢性膀胱炎史。

病例：女，40岁，主诉：慢性膀胱炎多年（图4-1-49）。

（36）生命线呈小链条状纹理，提示此人幼年易患上呼吸道方面疾病。

病例：女，34岁，此人三大主线均呈小链条状纹理（图4-1-50）。

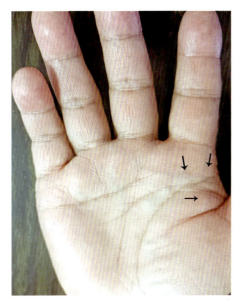

图 4-1-45　右手掌图

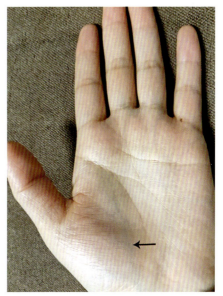

图 4-1-46　左手掌图

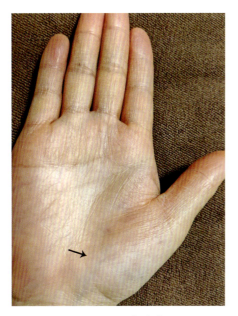

图 4-1-47　右手掌图

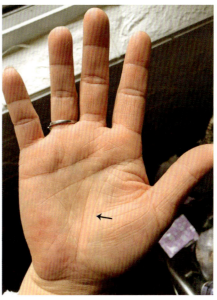

图 4-1-48　右手掌图

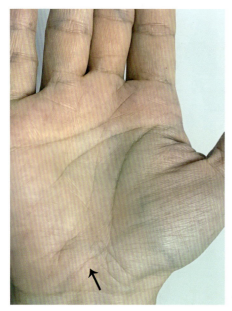

图 4-1-49　右手掌图

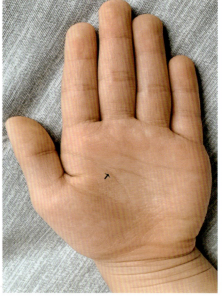

图 4-1-50　左手掌图

（37）生命线下端有一条或几条细支线走向月丘方向，为便秘线；吃喝正常，一周少于两次排便者为便秘。

病例：男，34岁，右手掌明显有一条便秘线（图4-1-51）。

（38）生命线走到二分之一处消失，且末端分小叉，提示此人有家族性突发性脑卒中遗传史。

病例一：男，32岁（图4-1-52）。

病例二：女，35岁（图4-1-53）。以上两例均主诉家族有突发性脑出血病史。

（39）生命线下方有一条长的斜线干扰穿过，且走到掌心，叫免疫功能线，提示此人免疫功能差，红斑狼疮患者或恶变患者多见。

病例：女，33岁（图4-1-54）。

（40）生命线起点偏低，使酸区缩小，为低血压信号；男性伴有精子存活率低。

病例：男，34岁（图4-1-55）。

（41）双条生命线之人，抗病能力强。

图例：男，46岁（图4-1-56）。

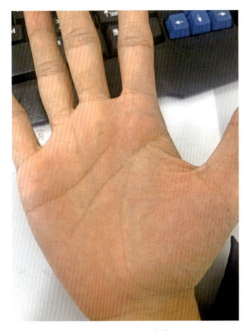

图 4-1-51　右手掌图

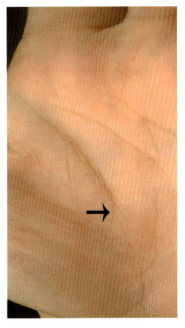

图 4-1-52　左手掌图

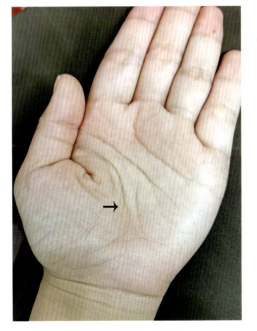

图 4-1-53　左手掌图

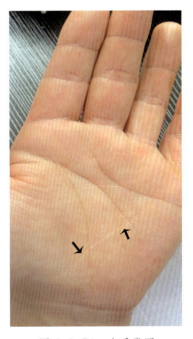

图 4-1-54　右手掌图

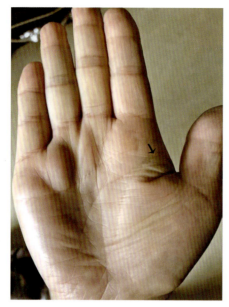
图 4-1-55　右手掌图

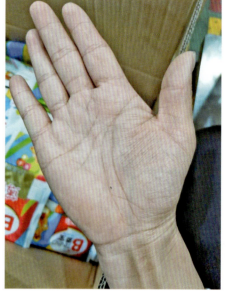
图 4-1-56　右手掌图

（42）生命线末端地丘处皮下，有不规则圆形红色出现，为慢性妇科炎症正在发作期。同时手掌下方有几个凹痕，为腰肌劳损史。

病例：女，50岁（图4-1-57）。

（43）生命线下端内侧，大鱼际掌面出现4~5个小凹坑不平者，提示慢性腰痛，腰脊劳损。

病例：男，45岁（图4-1-58）。

（44）生命线内侧震位皮下有几个鼓包，为腹内有奔豚气病症在发生信号。

病例：男，46岁，来门诊主诉腹内有气上下直奔感觉，发作时难受欲死，去几家医院检查告知是冠心病，但治疗乏效，便告诉他是奔豚气病，施方一次病愈（图4-1-59）。

（45）生命线同其他两大主线深刻明晰，几乎没有其他杂乱掌纹；为单纯性掌纹手，提示此人耐寒能力强，易患胃腰腿头痛疾病。

病例一：男，56岁，双手掌只有明显三大主线，此人为体力劳动者手纹被摩擦掉（图4-1-60、图4-1-61）。

病例二：女，53岁，先天性双手掌只有明显三大主线（图4-1-62）。

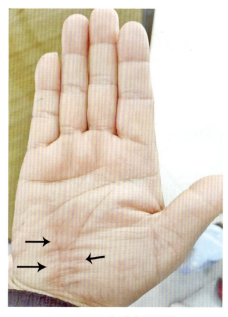

图 4-1-57　右手掌面下方图

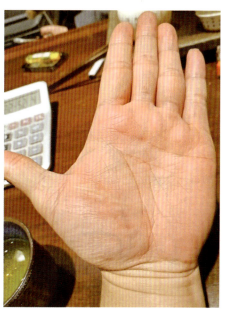

图 4-1-58　左手掌大鱼际图

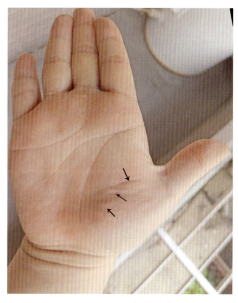

图 4-1-59　右手掌震位图

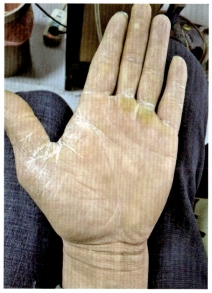

图 4-1-60　左手掌图

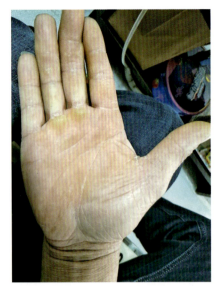

图 4-1-61 右手掌图

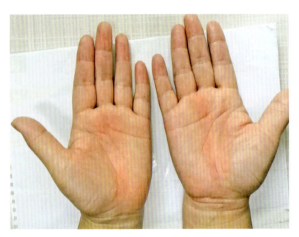

图 4-1-62 双手掌图

（46）生命线上端线上生有数条胚芽毛状纹路，无论男女，提示此人体质差，要注意锻炼身体。

病例：女，37岁（图4-1-63）。

（47）生命线上方有较大岛纹符号出现，防止甲状腺病及乳腺增生病发生。

病例：女，56岁，主诉：乳腺增生已手术切除，患甲状腺结节病多年（图4-1-64）。

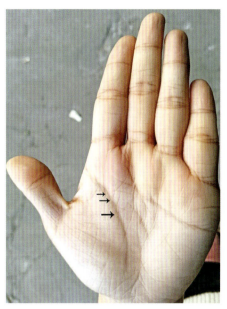

图 4-1-63　手掌生命线图

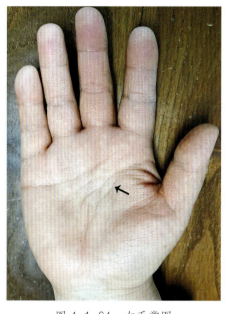

图 4-1-64　右手掌图

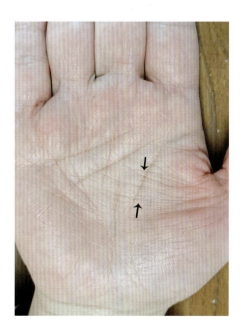

图 4-6-65　右手掌图

（48）生命线上方有三四条明显的干扰线，如主线一样粗，提示应积极防止肺结核病发生。

病例：女，46岁，主诉：家族有3人患过肺结核（图4-1-65）。

（49）生命线比其他两大主线深刻明晰，多为长期做握手性工作所致。

病例：男，46岁，此人是长期靠篆刻印章为业者（图4-1-66）。

（50）女性双手生命线末端均出现大岛纹符号，同时双侧大岛纹均被斜线干扰穿过；建议女性无论目前感觉如何，应积极防止妇科恶变病发生。

病例：女，50岁（图4-1-67，图4-1-68）。

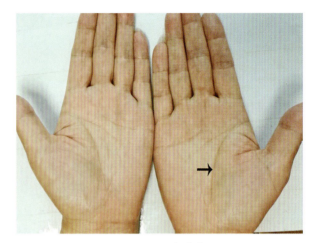

图 4-1-66　右手掌图

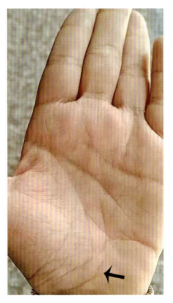

图 4-1-67　左手图

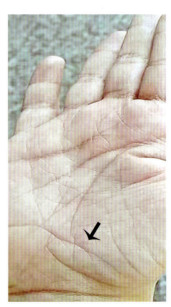

图 4-1-68　右手图

（51）生命线中部有极短的干扰线，提示胃病，临床验证多为饭后做体力性工作所致，建议饭后半小时之内不宜做体力性工作。

病例：男，43岁（图4-1-69）。

（52）生命线下端被小方形纹叩住，或月丘有杂方纹，提示腰部及肾部有手术史。

病例一：男，60岁，主诉因肾囊肿做手术4年（图4-1-70）。

病例二：女，58岁，患者主诉腰椎间盘手术史数年（图4-1-71）。

（53）生命线下方变深明显，中年女性多见；临床验证多见于子宫切除史。

病例：女，53岁，主诉子宫已经切除五六年（图4-1-72）。

（54）生命线下方内侧掌面有"米"字纹，提示肾结石信息。

病例：女，67岁，已有十几年的肾结石病史（图4-1-73）。

（55）生命线、智慧线、感情线三大主线呈现"川"字掌布局者，即生命线同智慧线起点分开距离大者，提示此人性格急躁，女性易患白带病，男性易阴囊潮湿，发病时均舌根苔厚而黄腻。

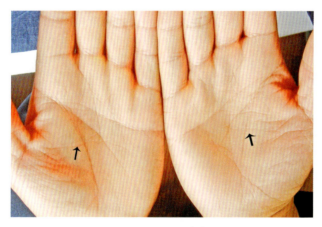

图 4-1-69　双手掌图

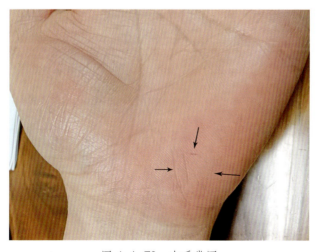

图 4-1-70　左手掌图

53

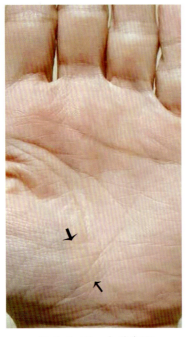

图 4-1-71　左手掌图

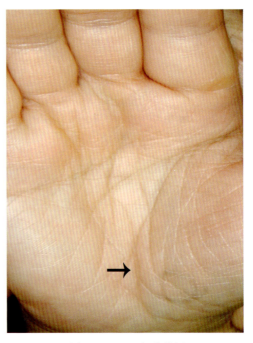

图 4-1-72　右手掌图

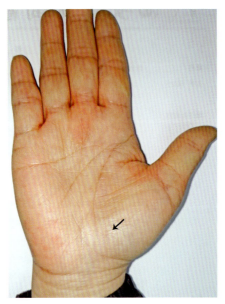

图 4-1-73　右手掌有黑色箭头米字图

病例：女，50岁（图4-1-74、图4-1-75）。

（56）生命线内侧从起点伸出有一条支线，为随着年龄增大，易出现手指麻痹。

病例：男，48岁（图4-1-76）。

（57）生命线上方有一条或两条生机勃勃的掌纹，直走食指根方向，为真正的健康线，提示此人抗病能力强。

病例：女，94岁，左手掌生命线起点有两条真正的健康线（图4-1-77）。

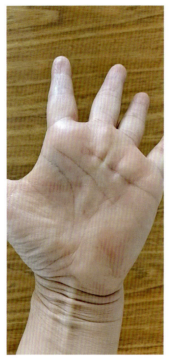

图 4-1-74 左手掌川字纹图

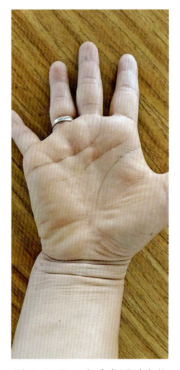

图 4-1-75 右手掌图川字纹

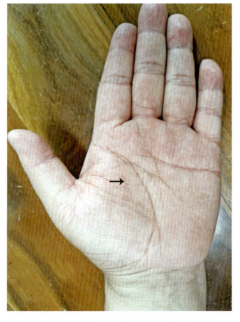

图 4-1-76 左手掌手指麻痹线图

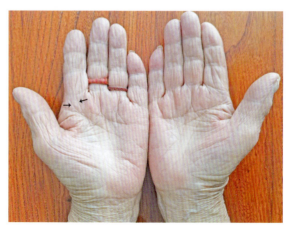

图 4-1-77　双手掌图

二、智慧线

（1）智慧线也称脑线，从手虎口中央处走向掌心之掌纹，走到无名指中垂线处为标准（图4-2-1）。

（2）智慧线有大岛纹符号，提示生理性眩晕信号。

病例一：女，39岁，左手智慧线上出现大岛纹，为生理性眩晕信号，患者回答说是啊是啊，就是动不动头晕目眩（图4-2-2）。

病例二：女，34岁（图4-2-3）。

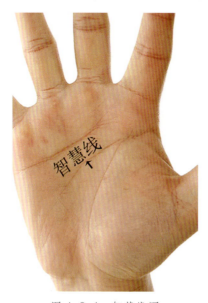

图 4-2-1　智慧线图

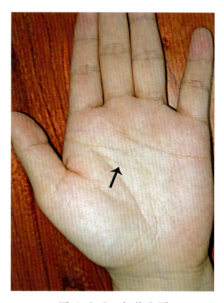

图 4-2-2　智慧线图

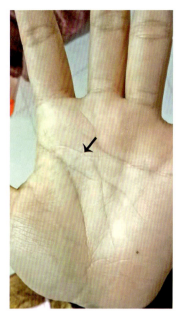

图 4-2-3　智慧线图

（3）智慧线末端分叉纹，提示此人应防治生理习惯性头痛病。

病例一：女，72岁，当门诊告诉她说，①左手智慧线末端分叉纹，要防治习惯性头痛时，她立即说，哎呀，这头痛病折磨人一辈子了，可烦恼了，都不敢感冒不敢劳累啊。②左手感情线末端中指下，被几条竖干扰线干扰，为慢性支气管炎史，她说，支气管炎肺气肿也伴随她几十年了，又说："我是专门从四川来西安找您来看病的。"（图4-2-4）。

病例二：女，58岁，①智慧线尾部有明显大叉纹，为习惯性生理性头痛信息。②右手掌震位有横凹深沟，为萎缩性胃炎信息（图4-2-5）。

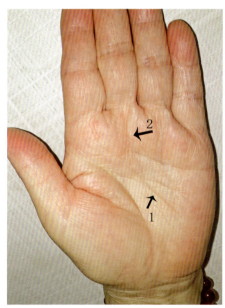

图 4-2-4　智慧线图

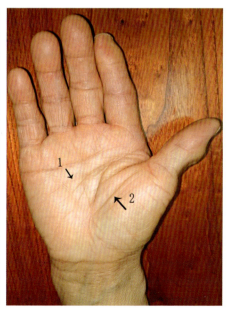

图 4-2-5　智慧线图

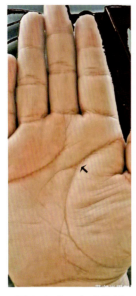

图4-2-6 左手掌图

（4）智慧线从中指下生命线上生出，建议不能经常用凉水洗头，临床脑肿瘤患者多见于此掌纹。

病例：男，35岁（图4-2-6）。

（5）智慧线上翘而行，感情线下压，使方庭狭窄，提示肺活量小，心脏二尖瓣狭窄信号。建议尽量不要做剧烈运动。

病例一：男，42岁（图4-2-7）。

病例二：男，51岁（图4-2-8）。

（6）智慧线上侧有一条支线，走向小指根方向为颈椎增生病线。

病例：男，38岁（图4-2-9）。另外，智慧线末端走向小指根位方向，同样提示应防止颈椎病发生，相学说此人属啬啬，为无稽之谈。

（7）智慧线平直而长，此人古板、易患头痛。

病例一：男，34岁（图4-2-10）。

病例二：女，37岁，双手掌感情线平直而长，易患习惯性头痛（图4-2-11）。

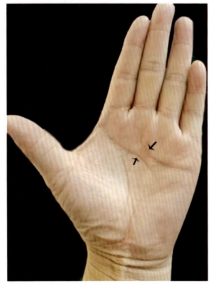

图4-2-7 左手掌图

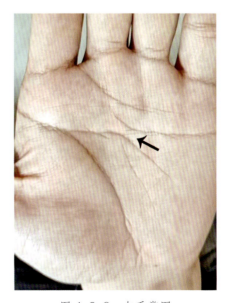

图4-2-8 左手掌图

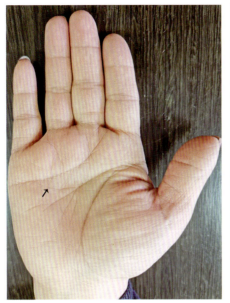
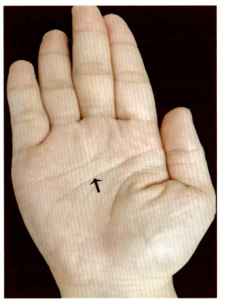

图 4-2-9　右手掌图　　　　　　　　图 4-2-10　右手掌图

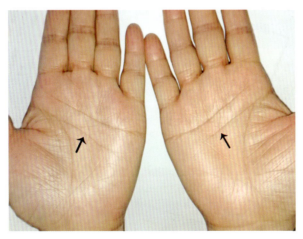

图 4-2-11　双手掌图

（8）无名指下感情线上方庭出现有椭圆形符号上下相切，或此位有"米"字纹符号，为乳腺增生信息。小岛纹符号不相切，为乳腺纤维腺瘤信息。或此位出现明显乳腺增生岛纹，岛纹一边又有变异线，为乳腺癌信息。

病例一：女，63 岁，主诉：以前乳腺增生多年，见椭圆形符号（图4-2-12）。

病例二：女，40岁，见米字符号（图4-2-13）。

病例三：女，45岁，乳腺纤维瘤，见小岛纹符号（图4-2-14）。

病例四：女，47岁，乳腺癌（图4-2-15）。

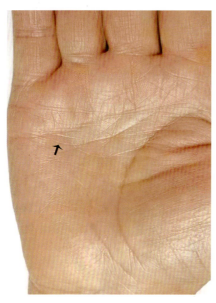

图 4-2-12　右手掌图

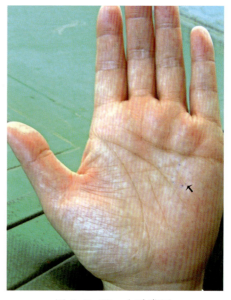

图 4-2-13　右手掌图

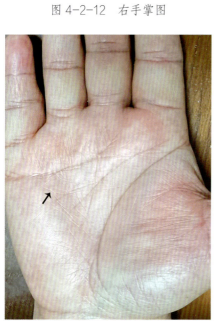

图 4-2-14　手掌图

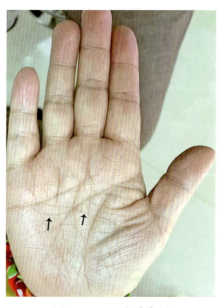

图 4-2-15　右手掌图

（9）智慧线与感情线之方庭有"丰"字纹，提示防治冠心病发生。

病例：男，40岁（图4-2-16）。

（10）智慧线与感情线之方庭有明显"十、口"字纹，或智慧线同感情线方庭有短平行线，为心律不齐信号。

病例一：男，35岁（图4-2-17）。

病例二：女，38岁（图4-2-18）。

病例三：女，40岁（图4-2-19）。

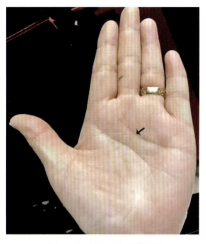

图 4-2-16　左手掌图

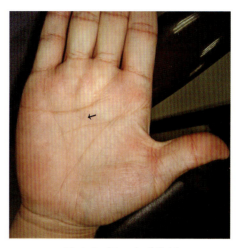

图 4-2-17　右手掌图

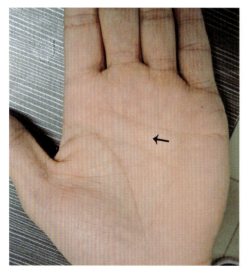

图 4-2-18　左手掌图

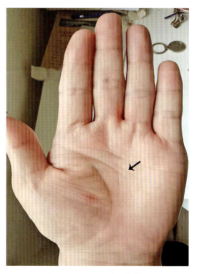

图 4-2-19　左手掌图

（11）智慧线突折而下行，提示此人报复性心理强。

病例：女，46岁（图4-2-20）。

（12）智慧线流走到月丘，为头痛信号。

病例：女，26岁（图4-2-21）。

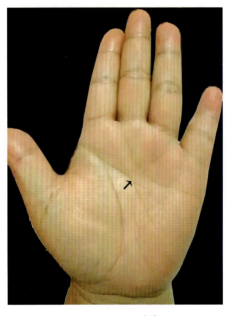

图4-2-20　右手掌图　　　　　图4-2-21　右手掌图

（13）智慧线中央出现小岛纹符号，提示近视眼先兆。

病例一：男，29岁（图4-2-22）。

病例二：女，46岁（图4-2-23）。

（14）智慧线成倒"∞"字纹形成，提示此人乏力、易疲倦。

病例：女，55岁（图4-2-24）。

（15）智慧线既细又弱，提示要预防"羊角疯"发生，大脑易疲劳。

病例一：女，30岁（图4-2-25）。

病例二：男，49岁（图4-2-26）。

（16）智慧线延长全掌为悉尼线。从幼年已有，为发烧史信息，如果中老年有了此纹，末端兑位有岛纹，应积极防止恶性病变发生。

病例一：女，57岁（图4-2-27）。

病例二：女，50岁（图4-2-28）。

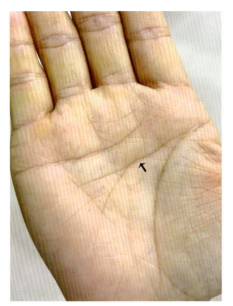

图 4-2-22 右手掌图

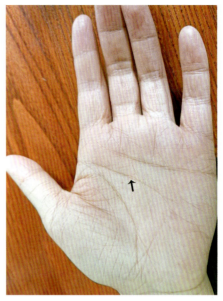

图 4-2-23 左手掌图

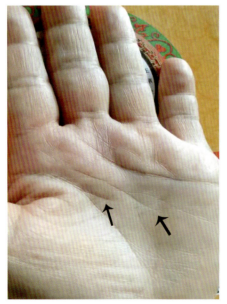

图 4-2-24 左手掌图

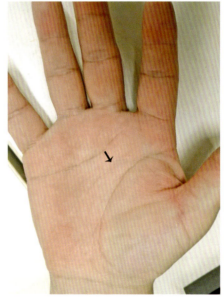

图 4-2-25 右手掌图

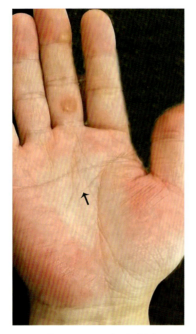

图 4-2-26 右手掌图

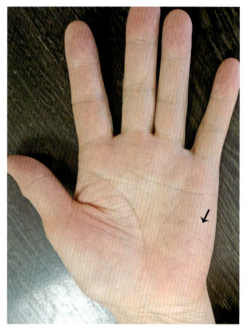

图 4-2-27 左手掌图

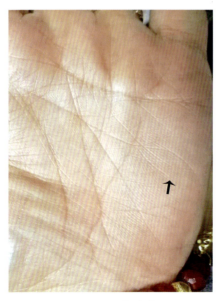

图 4-2-28 左手掌图

（17）智慧线末端兑位有小岛纹，为肺结节信息。

病例：男，34岁（图4-2-29）。

（18）智慧线上被方形纹或圆形符号干扰，为脑部受伤史，防止头痛发生。

病例：如手掌标图所示（图4-2-30）。

（19）方庭出现承接智慧线与感情线之线，称贯桥线，应防止冠心病发生。

病例：女，49岁，双手方庭均有贯桥线（图4-2-31）。

（20）智慧线附着生命线而行，提示此人易患头痛，胃病。

病例：女，36岁，右手智慧线附着生命线而行（图4-2-32）。

（21）智慧线被"十"字纹符号干扰，为头痛信号。

病例：女，39岁（图4-2-33）。

（22）智慧线被"米"字纹干扰，提示此人为血管性头痛。

病例：男，60岁，长期头痛（图4-2-34）。

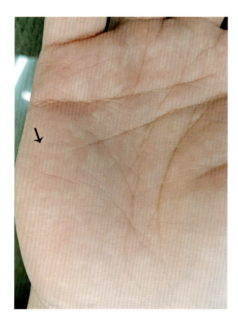 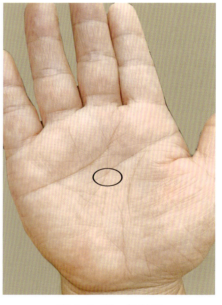

图 4-2-29 右手掌图　　　　　　　图 4-2-30 标制图

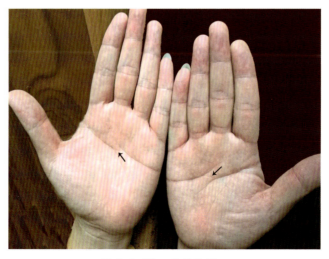

图 4-2-31 双手掌图

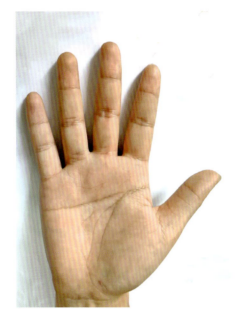

图 4-2-32　右手掌图

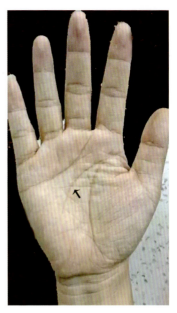

图 4-2-33　左手掌图

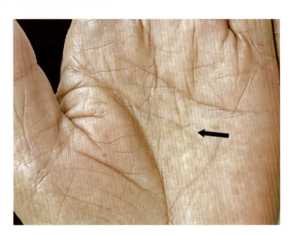

图 4-2-34　左手掌图

（23）智慧线上有竖条干扰线，提示压力性头痛信号。

病例一：女，37岁（图4-2-35）。

病例二：男，43岁（图4-2-36）。

病例三：男，39岁（图4-2-37）。

（24）智慧线有断裂痕迹，或被副线连接，应防止受伤性头痛发生。

病例：男，36岁（图4-2-38）。

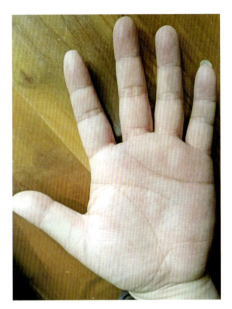

图 4-2-35 左手掌图

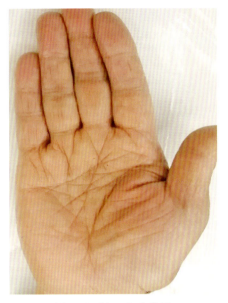

图 4-2-36 右手掌图

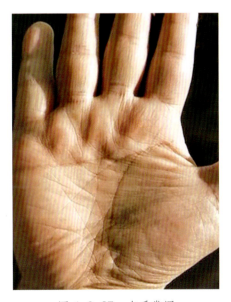

图 4-2-37 右手掌图

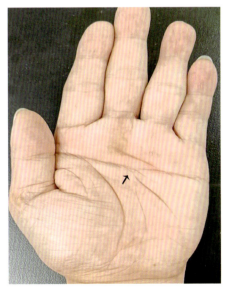

图 4-2-38 左手掌图

（25）如果一个人有两条明显的智慧线，说明此人善于动脑，聪明。

（26）智慧线从生命线下方生出，为睡眠功能障碍。

病例：男，41岁（图4-2-39）。

（27）智慧线有链状三四个小眼纹，防止心肌炎类疾病发生。

病例：女，35岁（图4-2-40）。

（28）智慧线比其他主线发红色，或近期线明晰而宽，为压力性头痛信号。

病例：男，46岁（图4-2-41）。

（29）智慧线末端上侧有两三条支线，说明此人多才多艺。

病例：女，37岁（图4-2-42）。

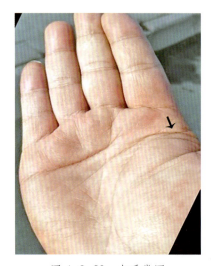

图4-2-39　左手掌图

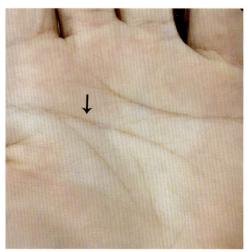

图4-2-40　左手掌图

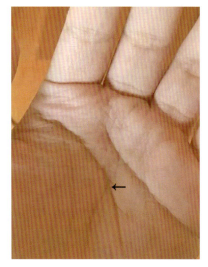

图4-2-41　左手掌图

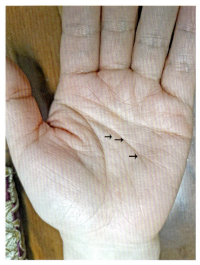

图4-2-42　左手掌图

（30）智慧线呈链状，大脑易疲劳。

病例：女，36岁，双手智慧线呈链状（图4-3-43）。

（31）智慧线与感情线呈平行状，此纹女性多见；为过多追求完美，强迫症多见。

病例一：女，28岁（图4-2-44）。

病例二：女，38岁（图4-2-45）。

（32）智慧线中央有长岛纹叩住，为幼年胸膜炎，肺炎史。

病例一：男，38岁（图4-2-46）。

病例二：女，40岁（图4-2-47）。

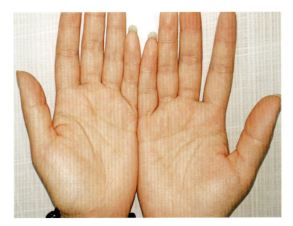

图 4-2-43　双手掌图

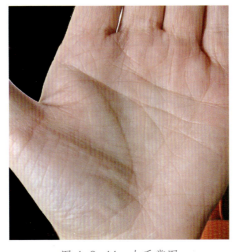

图 4-2-44　左手掌图

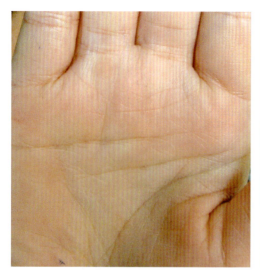

图 4-2-45　右手掌图

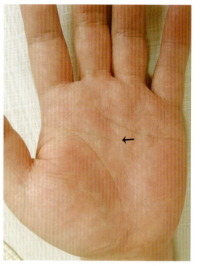

图 4-2-46　左手掌图

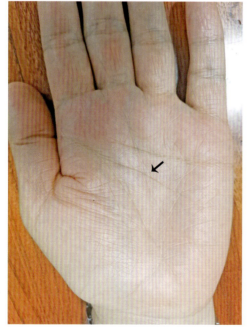

图 4-2-47　左手掌图

三、感情线

（1）标准的感情线走到中指中垂线处掌面，光滑深刻明晰不间断（图4-3-1）。

（2）中指下感情线上掌面有小三角纹符号，提示应防止心脏病发生。

病例：女，63岁，左手掌感情线中指下方庭有小三角，为心脏病发生信息。生命线下方线呈细弱连续状，谨防心肌梗死发生，此人主诉已发生过心梗一次（图4-3-2）。

（3）感情线走在无名指下坠弧而行，碱区增大，为低血压信号，易患胃下垂疾病。

病例：男，49岁（图4-3-3）。

（4）感情线末端，食指中指下掌面出现杂乱纹，为慢性咽喉炎信号。

病例一：女，34岁（图4-3-4）。

病例二：男，38岁（图4-3-5）。

（5）无名指下感情线上出现大方格纹叩住，提示肺结核早年病史。

病例：男，39岁（图4-3-6）。

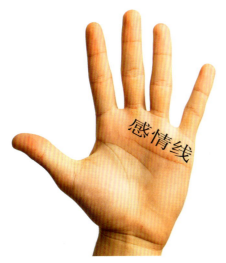

图 4-3-1　感情线图

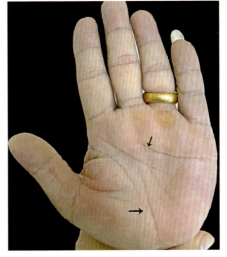

图 4-3-2　左手掌图

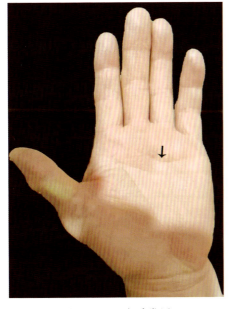

图 4-3-3　左手掌图

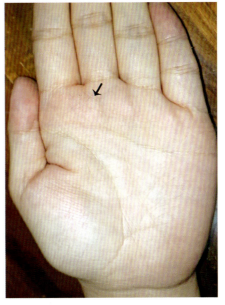

图 4-3-4　左手掌图

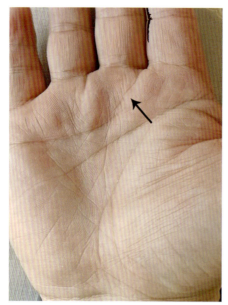

图 4-3-5　右手掌图

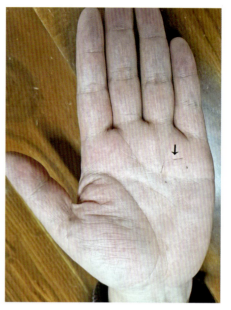

图 4-3-6　左手掌图

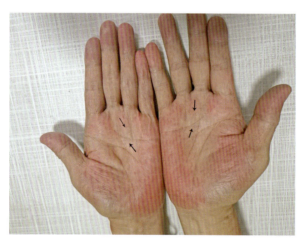

图 4-3-7　双手掌图

（6）中指下感情线被中型方形纹叩住，为食管癌遗传病史，或已有食管癌病正在治疗期。

病例：男，60岁，双手中指下感情线均被方形纹叩住（图4-3-7），此患者鼻隧纹同下口唇面断续的皮纹相连接，为以前嗜酒，我行我素不注意保健所造成的食管癌（图4-3-8），现已接受治疗中（图4-3-9）。此患者为手诊优秀学员张燕妮介绍。另外，这里特别说明，双侧鼻隧纹走入两侧口角者，为遗传性食管癌遗传病史信息，中医学及古相学均有提示："腾蛇入口主饿死"的记载，见患者，男，54岁，食管癌术后（图4-3-10）。

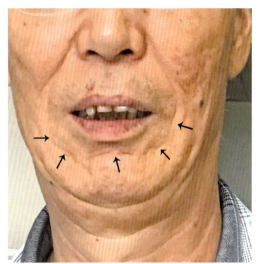

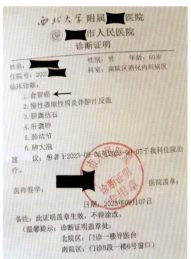

图 4-3-8　鼻隧纹同下口唇面图　　　　图 4-3-9　诊断证明

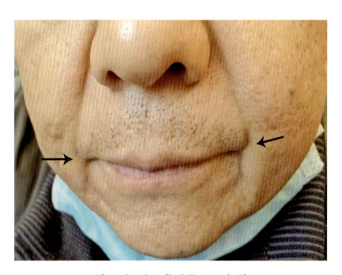

图 4-3-10　鼻隧纹入口角图

（7）感情线呈锁链状，提示从幼年就易患呼吸道性疾病。

病例：女，27 岁（图4-3-11）。

（8）感情线走到中指下，明显分叉，叉线同主线一样粗，提示要高度警惕心肌梗死发生。

病例一：女，63 岁，主诉已经犯过两次心肌梗死，并因此接受住院治疗（图4-3-12）。

病例二：女，44岁（图4-3-13），诉说父亲就是因心肌梗死去世的。

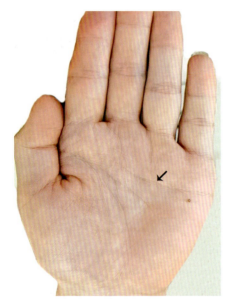

图4-3-11　左手掌图

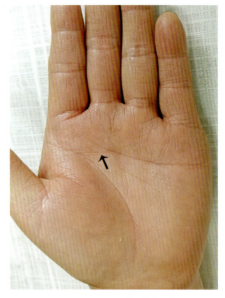

图4-3-12　左手掌图

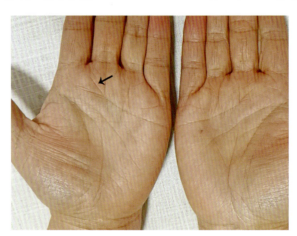

图4-3-13　左手掌图

（9）感情线走在无名指下处，有狭长岛纹为肝损伤史，多为煤气、食物、药物中毒伤肝史。

病例一：女，44岁（图4-3-14）。

病例二：女，46岁，主诉肝损伤史为自己煤气中毒引起（图4-3-15）。

（10）无名指下，感情线有断裂迹象，为胎内缺氧造成的。

病例：男，38岁（图4-3-16）。

（11）感情线在无名指下处。线中断出现空白，多为胎儿在娘体内缺氧二次握拳所致。

病例：女，18岁，患者在门诊手诊时，其母亲在诉说，她怀这个孩子6个月左右时，就是感冒严重，差一点儿就保不住孩子了，加上又是早产儿（图4-3-17）。

（12）感情线上，小指、无名指缝掌面处，有小方形纹符号，为脑内伤史。

病例：女，24岁（图4-3-18）。

（13）无名指下感情线上出现有小眼岛纹，提示近视眼信号。

病例：女，28岁，眼近视400°（图4-3-19）。

（14）无名指下感情线上出现有倒"∞"字纹符号，多提示高度近视。

病例：女，23岁，眼近视800°（图4-3-20）。

（15）中指下感情线上有明显的一条竖干扰线，提示肺气肿信号。

病例：女，41岁，肺气肿信号，患者说，肺气肿折磨她二十几年了（图4-3-21）。

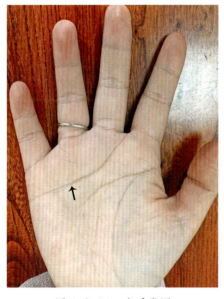

图4-3-14　右手掌图

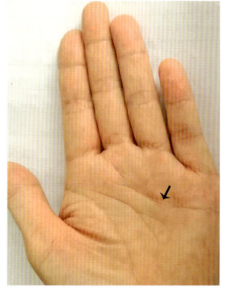

图4-3-15　左手掌图

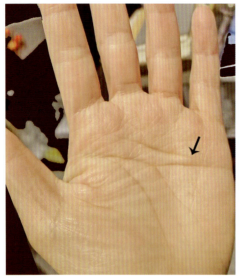

图 4-3-16　左手掌图

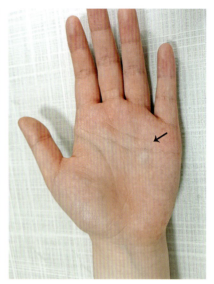

图 4-3-17　左手掌图

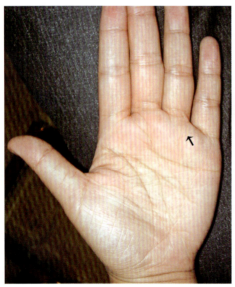

图 4-3-18　左手掌图

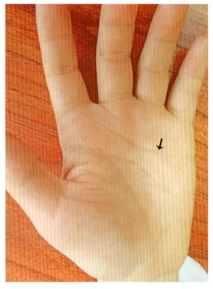

图 4-3-19　左手掌图

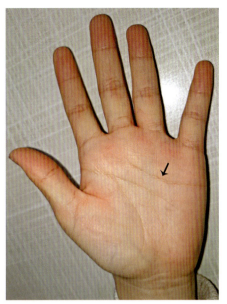

图 4-3-20   左手掌图

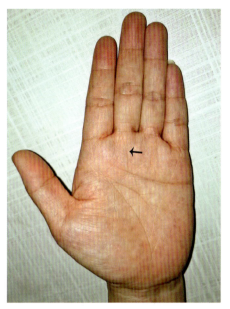

图 4-3-21   左手掌图

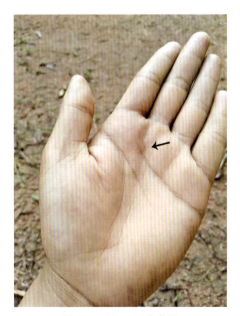

图 4-3-22   左手掌图

（16）感情线末端出现分叉支线，叉支线又被数条干扰线干扰，提示肺气肿信号。

病例：男，55岁，门诊手诊告诉说，为慢性支气管炎，肺气肿信号，他回说："是的，是的，烟难戒啊！"（图4-3-22）。

（17）小指下感情线上出现小眼岛纹，为耳鸣信号。

病例：男，23岁（图4-3-23）。

（18）小指下、感情线上出现稍大长岛纹，为幼年中耳炎史。

病例：男，44岁（图4-3-24）。

（19）感情线起端呈人字形大叉纹，为幼年患大病史。

病例：男，47岁，左手掌小指下感情线分大叉（图4-3-25）。

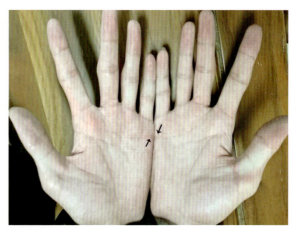

图 4-3-23　双手掌图

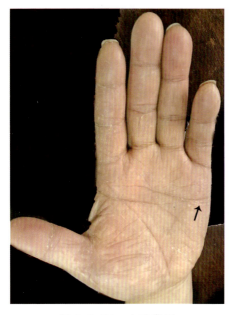

图 4-3-24　左手掌图

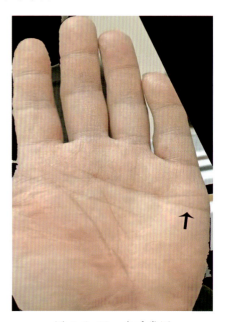

图 4-3-25　左手掌图

（20）感情线通贯全掌或几乎通贯全掌，积极防止肾脏方面疾病发生。

病例一：男，46岁（图4-3-26）。

病例二：男，78岁（图4-3-27）。

（21）无论左右手感情线末端食中指缝下掌面有明显菱形做终结，为慢性鼻炎信息，或慢性鼻炎方形纹变粗而明显，均提示鼻癌危险信号。

病例一：女，40岁，慢性鼻炎（图4-3-28）。

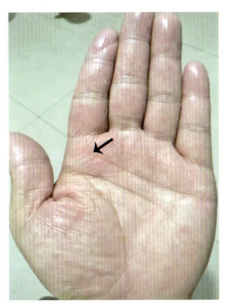

图 4-3-26 左手掌图

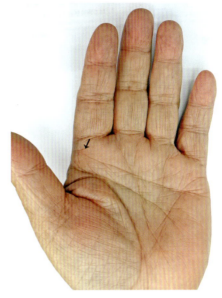

图 4-3-27 左手掌图

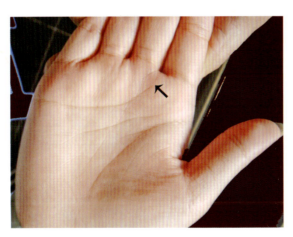

图 4-3-28 右手掌图

病例二：男，5岁，慢性鼻炎急性发作，来门诊就诊（图4-3-29），同时此小孩消化不良，头发呈现包穗状（图4-3-30）。

（22）感情线上出现有数条细干扰线，为慢性支气管炎，肺气肿病信息。

病例一：女，30岁，一条竖立干扰线（图4-3-31）。

病例二：女，29岁，数条细竖立干扰线（图4-3-32）。

病例三：男，61岁，有深刻明显一条竖立干扰线，为肺气肿病严重（图4-3-33）。

（23）中指无名指下感情线上有方形纹叩住，为肺结核史信息。

病例：男，52岁，此人双手掌酸区过大，又伴有高血压，随访因病已经去世（图4-3-34）。

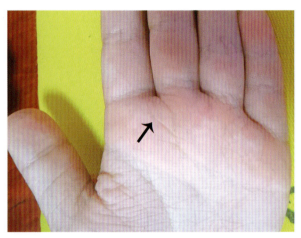

图 4-3-29　左手掌图

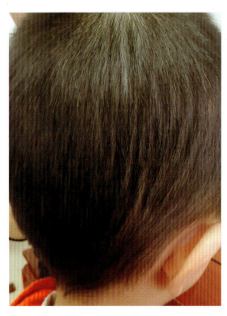

图 4-3-30　头发图

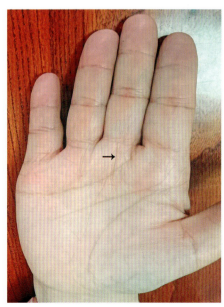

图 4-3-31　右手掌图

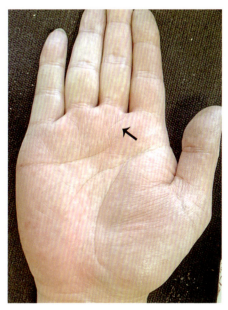

图 4-3-32　右手掌图

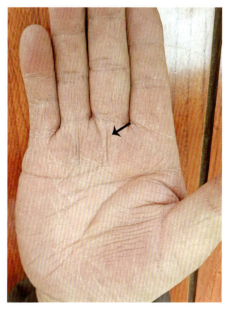

图 4-3-33　右手掌图

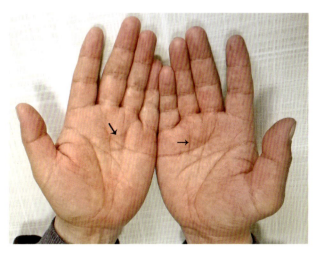

图 4-3-34　双手掌图

（24）感情线走流下垂到智慧线起点，提示睡眠障碍。

病例：男，50岁（图4-3-35）。

（25）感情线走流入食中二指缝内，提示长期消化不良，小儿厌食症。

病例一：男，38岁（图4-3-36）。

病例二：女，20岁（图4-3-37）。

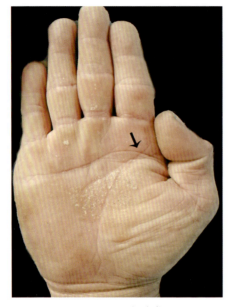

图 4-3-35　右手掌图

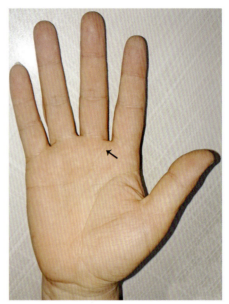

图 4-3-36　右手掌图

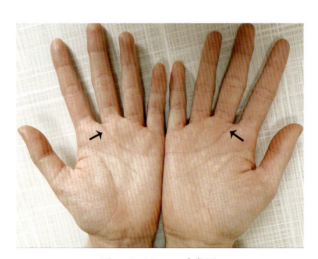

图 4-3-37　双手掌图

四、命运线

（1）标准的命运线从手掌手腕中点直走中指，也称玉柱线，本线与遗传有关，与父亲掌纹相接近（图4-4-1）。

（2）命运线低短或浅，或命运线起端两侧成羽毛状，或命运线全条呈链状，提示此人体质差，抗病能力差。

病例一：男，28岁（图4-4-2）。

病例二：男，30岁（图4-4-3）。

（3）命运线顶端有小岛纹作终结，为胃下垂信号。

病例：女，42岁（图4-4-4）。

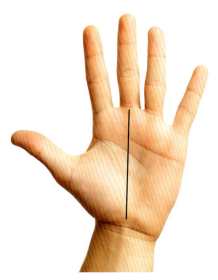

图 4-4-1　命运线图

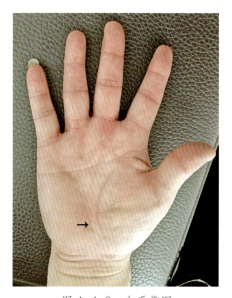

图 4-4-2　左手掌图

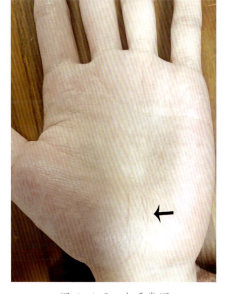

图 4-4-3　左手掌图

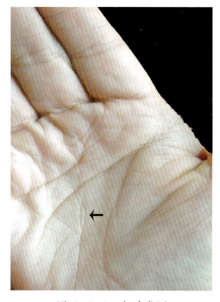

图 4-4-4　左手掌图

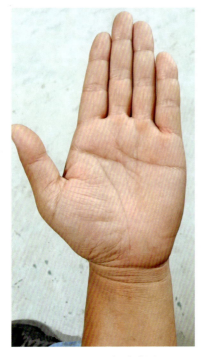

图 4-4-5　左手掌图

（4）命运线起端稍高处，有比黄豆略大的岛纹；提示直肠囊肿信号，积极防止直肠肿瘤发生。

病例：男，48岁（图4-4-5）。

（5）命运线起端地丘处有明显的垂直小岛纹符号，为痔疮信号。

病例：女，47岁（图4-4-6）。

（6）命运线起端有略大垂直岛纹变萎缩状，为大肠、直肠囊肿或直肠癌手术后史迹。

病例：男，58岁（图4-4-7）。

（7）命运线起端呈"人"字形发展，说明此人善于管理自己。

病例一：男，46岁（图4-4-8）。

病例二：女，67岁（图4-4-9）。

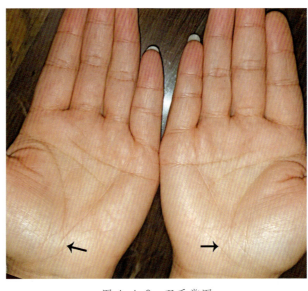

图 4-4-6　双手掌图

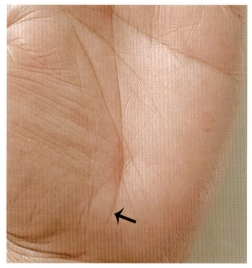
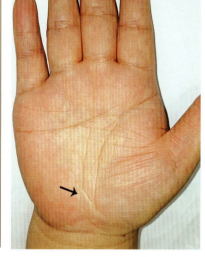

图 4-4-7 右手掌图　　　　　　　图 4-4-8 右手掌图

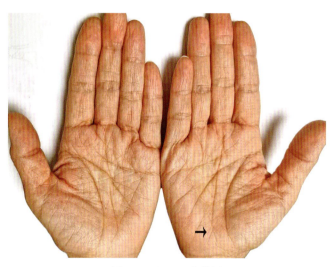

图 4-4-9 双手掌图

（8）命运线下端，线上有方形纹符号，提示此人性格急躁好斗。古相学称：牢狱之灾纹。

病例一：男，36岁，主诉因帮朋友打架，出手致他人体残，坐牢3年10个月（图4-4-10）。此人又是链状命运线，参见第二条学习。

病例二：女，50岁，主诉因给亲戚帮忙，打伤她人，被劳教5年（图4-4-11）。

（9）命运线生出一条或两条，走向中指，提示此人应注意劳逸结合，事业奋斗有成绩者多见。

病例一：男，65岁，房地产老板，双手有明显的命运线，太阳线，给手诊解释时用笔画盖命运线、太阳线、及右手食指下巽位胆囊切除史（图4-4-12）。

病例二：女，71岁，某大学退休教授（图4-4-13）。

（10）命运线下端外侧有小三角形，提示女性有家族痛经史。

病例：女，30岁（图4-4-14）。

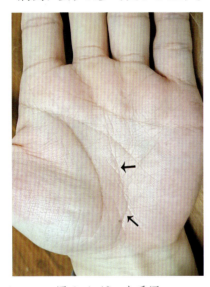

图 4-4-10　左手图

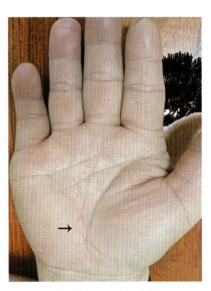

图 4-4-11　右手图

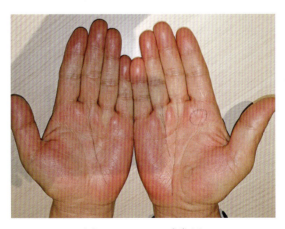

图 4-4-12　双手掌图

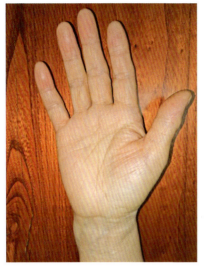
图 4-4-13 右手掌图

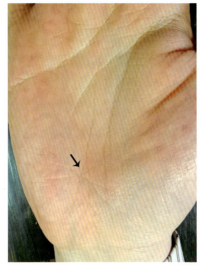
图 4-4-14 右手掌图

（11）命运线下端稍上方有小岛纹，为肾囊肿信息。

病例：女，26岁（图4-4-15）。

（12）命运线从智慧线或生命线上生出，提示35岁之后为事业而奋斗；命运线在感情线上生出走向中指，为50岁之后为事业而奋斗，应注意劳逸结合。

病例：男，47岁，此人为某企业老板（图4-4-16）。

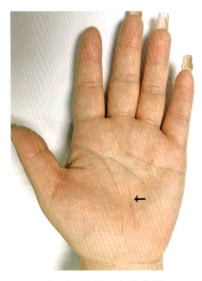
图 4-4-15 左手掌图

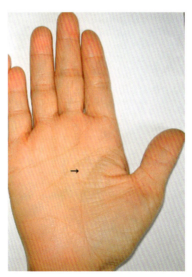
图 4-4-16 右手掌图

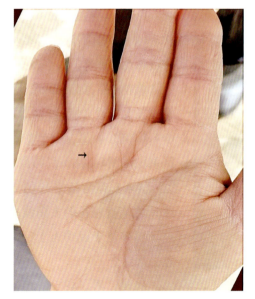

图 4-5-6　右手掌图

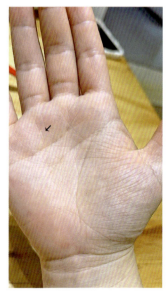

图 4-5-7　右手掌图

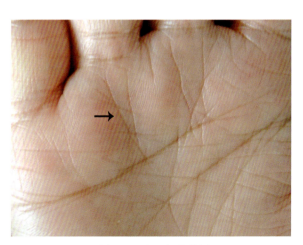

图 4-5-8　右手掌图

（7）太阳线被干扰线干扰，呈"丰"字纹符号，提示慢性气管炎史。

病例一：女，26岁（图4-5-9）。

病例二：女，54岁（图4-5-10）。

（8）太阳线被一条干扰线干扰呈明显"十"字形，积极防止遗传性脑血管病发生。

病例一：男，55岁（图4-5-11）。

病例二：女，40岁（图4-5-12）。

（9）太阳线呈现断续状发展，为长期颈椎劳累所致。

病例：男，45岁，此人为儿科诊所主治医师（图4-5-13）。

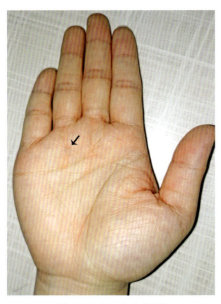

图 4-5-9 右手掌图

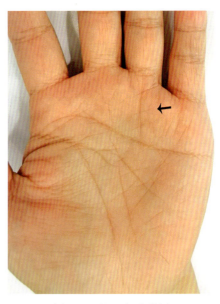

图 4-5-10 左手掌图

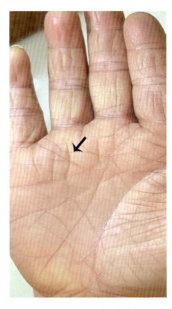

图 4-5-11 右手掌图

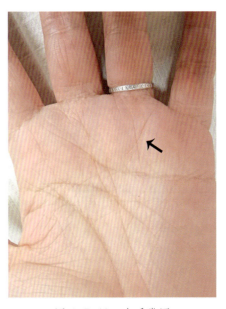

图 4-5-12 左手掌图

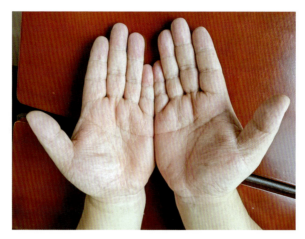

图 4-5-13　双手掌左手图

六、非健康线

（1）掌心稍偏月丘处掌面有一条似图样斜的干扰线，称为非健康线（图4-6-1）。

（2）非健康线是梯状，为长期消化不良。

病例：男，23岁（图4-6-2）。

（3）非健康线有大岛纹出现，为肝肿大信号。

病例：女，42岁，见此人双手掌（图4-6-3、图4-6-4）。

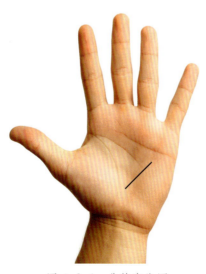

图 4-6-1　非健康线图

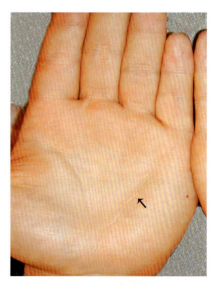

图 4-6-2　左手掌图

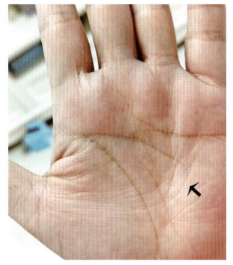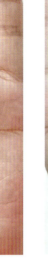

图 4-6-3　左手掌图　　　　　　图 4-6-4　右手掌图

（4）非健康线同震位凹沟呈倒"∞"字纹，为肝、胃恶变病信号，纹沟深浅同病变严重程度成正比。

病例：男，64岁（图4-6-5）。

（5）非健康线上方有小岛纹或较大岛纹符号，为肺囊肿信号。

病例一：女，54岁（图4-6-6）。

病例二：男，62岁（图4-6-7），当门诊提示又说他指甲也呈贝壳状（图4-6-8），应从小就易患肺疾病时，患者主诉：说就是就是，说他从小就爱咳嗽，长期支气管炎，两个月前刚去医院检查不但有肺囊肿，还有肺气肿，肺大泡。见该患者耳垂上方圆形气泡箭头"↙"处，为肺气肿信号（图4-6-9）。

（6）非健康线中央出现有小岛纹，为肝囊肿信号。

病例：男，39岁（图4-6-10）。

（7）非健康线下方出现有小岛纹，为肾囊肿信号。

病例：女，33岁，为此患者分析手诊时，说她为肾囊肿，她回答，确实患有肾囊肿、多囊卵巢综合征（图4-6-11）。

（8）非健康线上出现"米"字纹干扰，为乳腺增生、头痛、胃病信息。

病例：女，40岁（图4-6-12）。

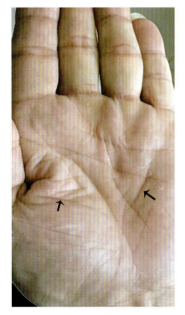

图 4-6-5　左手掌图

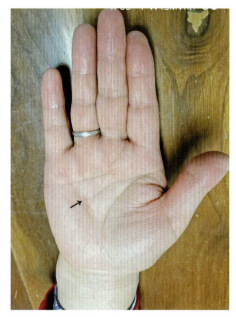

图 4-6-6　右手掌图

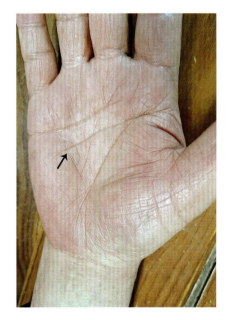

图 4-6-7　右手掌图

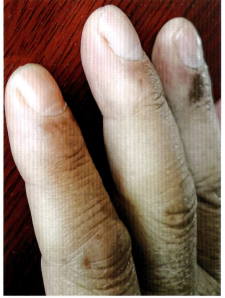

图 4-6-8　指甲图

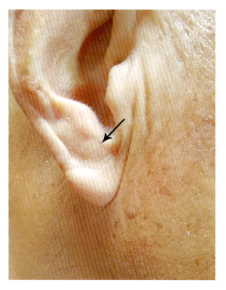

图 4-6-9　耳图

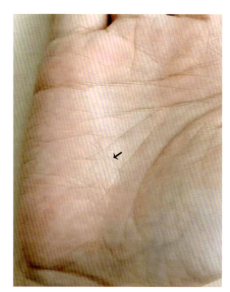

图 4-6-10　右手掌图

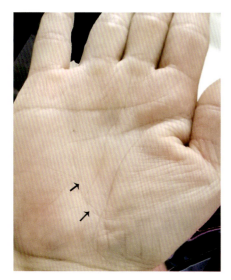

图 4-6-11　左手掌图

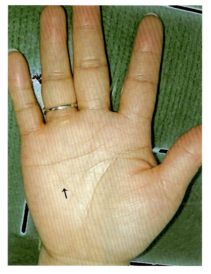

图 4-6-12　右手掌图

七、过敏线

（1）过敏线也称金星环，由食中指与无名指同小指缝之间连接之掌纹，为过敏体质（图4-7-1）。

（2）双条或者双条以上过敏线者，提示过敏体质严重。多为肠道，呼吸道，皮肤易过敏。

病例一：男，34岁（图4-7-2）。

病例二：女，33岁，多条过敏线（图4-7-3）。

（3）过敏线中间断裂，也同完整过敏线临床价值对待防治。

病例：女，45岁（图4-7-4）。

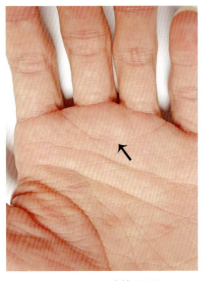

图 4-7-1　过敏线图

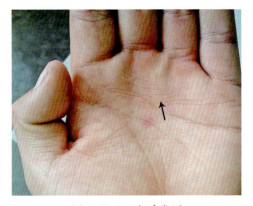

图 4-7-2　左手掌图

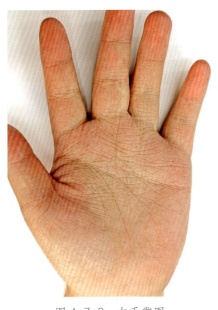

图 4-7-3　左手掌图

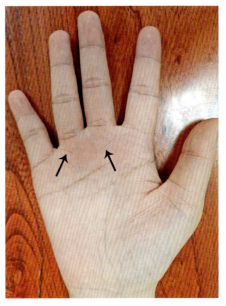

图 4-7-4　右手掌图

（4）过敏线中央有小方形或小岛纹符号，应积极防止甲亢疾病发生。

病例：女，31岁（图4-7-5）。

（5）过敏线断断续续，说明此人为过敏体质，但症状比较轻。

病例：男，32岁（图4-7-6）。

（6）过敏线下垂而行，扩交切于感情线者，建议应防止肺心病发生。

病例：女，63岁，此人大拇指也短（图4-7-7）。

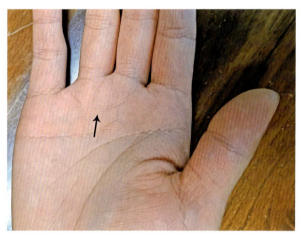

图4-7-5　甲亢

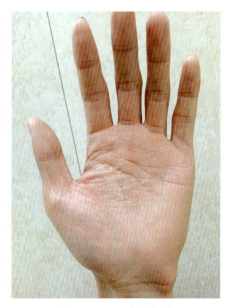

图4-7-6　过敏体质

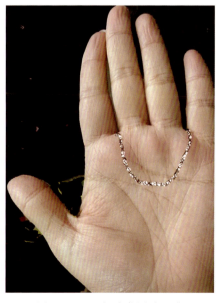

图4-7-7　左手掌图肺心病

（7）过敏线呈小岛纹连接状，为此人体质极差。

病例：女，62岁（图4-7-8）。

（8）无名指与小指缝有发展过敏线走势，但食、中指缝无对接之掌纹，没有过敏线病理价值。病例：男，25岁（图4-7-9）。

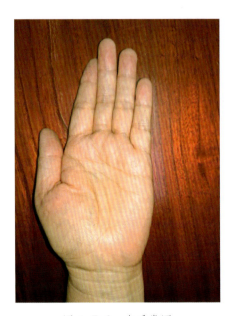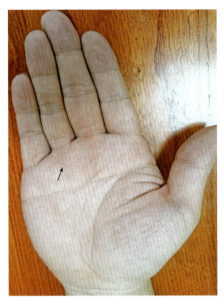

图4-7-8　左手掌图　　　　　　　图4-7-9　左手掌图

八、干扰线

（1）干扰主线掌纹为干扰线（图4-8-1）。

（2）生命线、智慧线、感情线均有几条干扰线。

病例：男，54岁（图4-8-2）。

（3）智慧线上有干扰线，为压力性头痛信号。

病例一：男，59岁（图4-8-3）。

病例二：男，37岁，左手掌有小方形纹干扰，为头受伤迹象，易发生头痛（图4-8-4）。

（4）感情线上有干扰线，提示防止呼吸道性疾病发生。

病例：男，50岁，感情线上有数条竖干扰线（图4-8-5）。

（5）太阳线有横干扰线，为呼吸道方面疾病，慢性支气管炎信息。

病例：女，48岁（图4-8-6）。

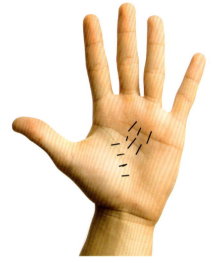

图 4-8-1　干扰线图

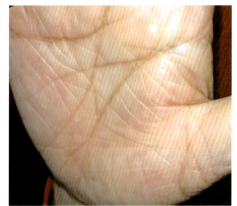

图 4-8-2　右手掌图

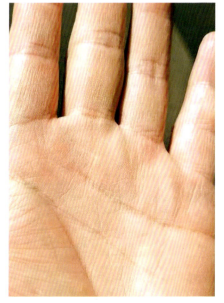

图 4-8-3　左手掌图

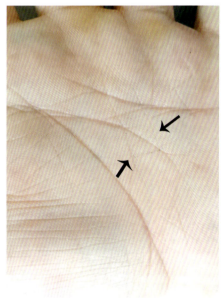

图 4-8-4　左手掌图

（7）无论链状性线，还是岛状性线，都为性功能障碍，女性性冷淡，男性性功能减退信号。

病例一：男，26岁（图4-9-9）。

病例二：女，40岁（图4-9-10）。

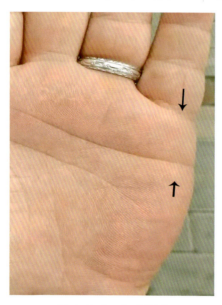

图4-9-6　左手掌图

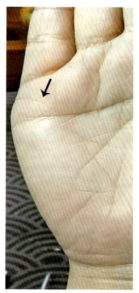

图4-9-7　右手掌图

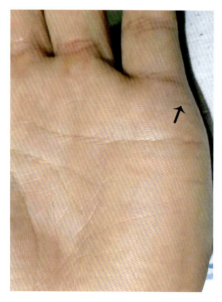

图4-9-8　左手掌图

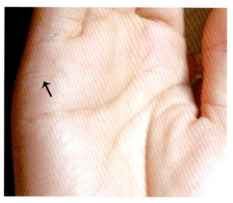

图4-9-9　右手掌图

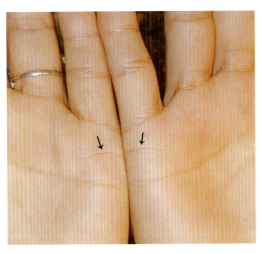

图 4-9-10 双手掌图

十、肝分线

（1）性线延长到无名指下，称为肝分线，即肝损伤史（图4-10-1）。

病例：男，47岁（图4-10-2）。

（2）肝分线上有干扰线，应积极提示排除肝炎病发生。

病例一：男，38岁（图4-10-3）。此人有过肝炎住院史。

病例二：男，35岁（图4-10-4）。此人有肝炎病史，同时性线就一条延长成肝分线，为不育症。

（3）肝分线上有方形纹或岛纹，为暴饮酒或吃药伤肝所致。

病例：女，33岁（图4-10-5）。

（4）肝分线下弯而行到手掌心，肾虚腰痛，肝病史患者多见。

病例：男，40岁（图4-10-6）。

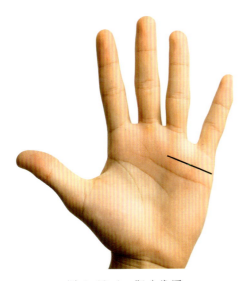

图 4-10-1 肝分线图

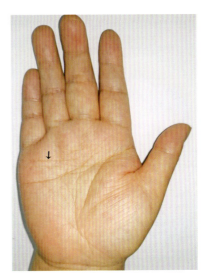

图 4-10-2 右手掌图

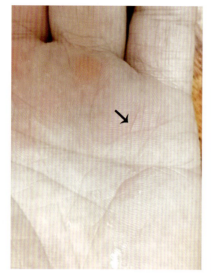

图 4-10-3　左手掌图

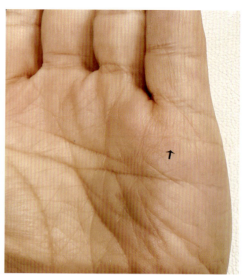

图 4-10-4　左手掌图

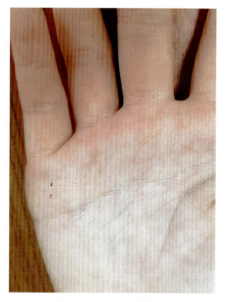

图 4-10-5　右手掌图

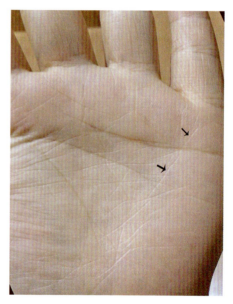

图 4-10-6　左手掌图

十一、贯桥线

（1）承接感情线与智慧线之连接，称贯桥线，要积极防止冠心病发生（图4-11-1）。

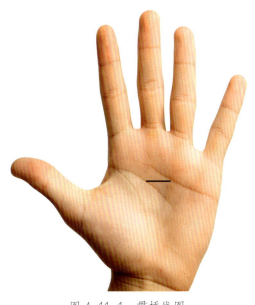

图 4-11-1　贯桥线图

（2）双手均有贯桥线，防止冠心病临床意义更大，或患有其他心脏疾病。

病例一：男，46岁，双手贯桥线（图4-11-2）。

病例二：2023年8月21日上午，笔者在长途汽车上，同旁边有位先生相互交流时，观其双手贯桥线，双手方庭狭窄，提醒说，要积极防止心脏病发生，有心脏搭桥先兆，他说，就是就是，体检时发现心脏二尖瓣狭窄，并有血管瘤，两年前已经做过心脏搭桥手术，现在还常服药保健。男，58岁（图4-11-3）。

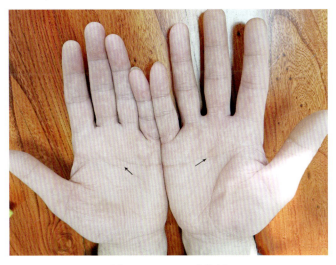

图 4-11-2　双手掌图

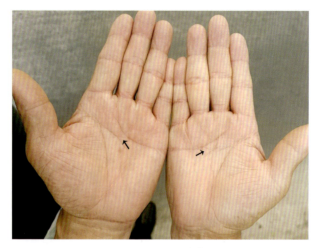

图 4-11-3　双手掌图

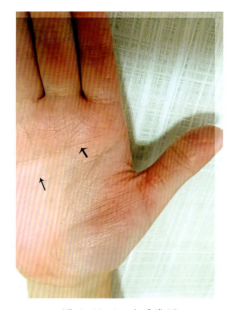

图 4-11-4　右手掌图

（3）小孩有贯桥线或方庭有"十"字纹，多见剖宫产小孩。提示为心脏、肺问题或未受过产道挤压。

病例：女，5岁（图4-11-4）。

分析：①孩子手掌方庭有几个十字纹符号，应该是剖宫产的孩子。②中指下感情线分大叉，也是家庭有心脏病遗传的信号。患者父母回答说，孩子是剖宫产生，医院检查是心律不齐，现在学前班上学都不让她参加跑操活动。

（4）方庭有竖掌纹承接感情线与智慧线，不当作贯桥线看，也无贯桥线临床价值。

十二、悉尼线

（1）智慧线延长全手掌为悉尼线。1970年世界掌纹学术会在澳大利亚举行，各国研究掌纹的学者认为此线与癌症有关，故命名为悉尼线。

病例：女，46岁（图4-12-1）。

（2）悉尼线末端兑位有岛纹，或兑位单独有岛纹，建议积极防治肺癌发生。随着年龄增长，某一脏器有恙，出现了悉尼线，应积极防止癌症发生。

病例一：男，76岁，其子女微信发来患者手及面部图片（图4-12-2、图4-12-3）。分析：左手悉尼线明显，兑位有两个岛纹，左手掌有贯桥线，为冠心病（图4-12-4）。鼻梁两侧肿大样，提示胸肺恶性病变信息。患者儿子说，其父亲胸腺癌已经手术过，已经转移肺、骨等处了，现在正在接受放化疗等综合治疗。

病例二：女，71岁，悉尼线末端兑位有小岛纹，为肺结节信息，患者诉说，检查右肺有两个结节（图4-12-5）。

（3）儿童有悉尼线末端分叉纹者，叉纹两侧又生小支线，防止过敏性紫癜发生。

（4）一个人从幼年开始就有明显的悉尼线，为幼年发热史。建议平时多吃对大脑有益的食物，增加记忆力。

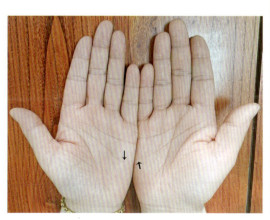

图4-12-1 双手掌图

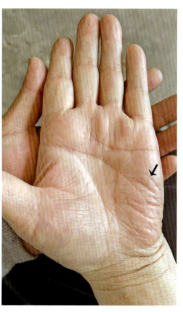

图4-12-2 左手掌图

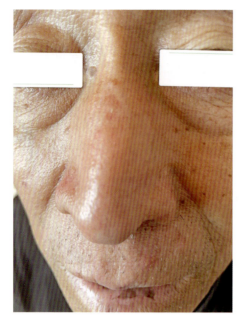

图 4-12-3　鼻子图

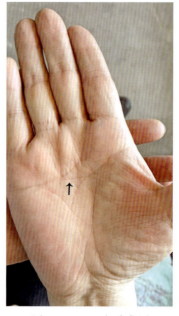

图 4-12-4　左手掌图

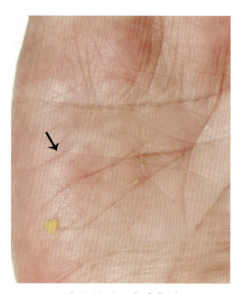

图 4-12-5　右手掌图

十三、变异线

（1）变异线，即肝分线变异穿过三大主线走向大拇指方向之掌纹（图4-13-1）。

（2）变异线变粗如主线，并穿压三大主线，走入大拇指掌面，为胃、肝、肺等恶病变信号。

病例：女，60岁（图4-13-2）。

（3）变异线越过三大主线，没有捣穿而压主线，提示肝损伤。

病例一：男，43岁（图4-13-3）。

病例二：男，36岁（图4-13-4）。

（4）变异线也称第二条悉尼线，凡有此干扰掌纹者，均提示防止恶病变发生倾向。

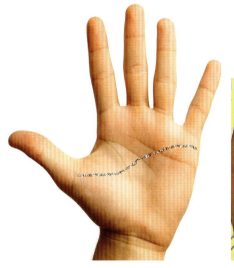

图 4-13-1　变异线标识图

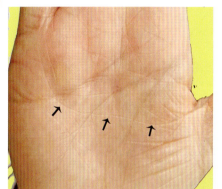

图 4-13-2　右手掌图

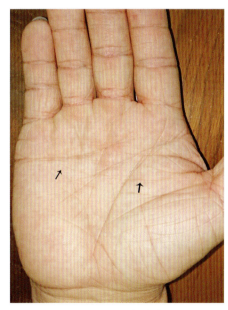

图 4-13-3　右手掌图

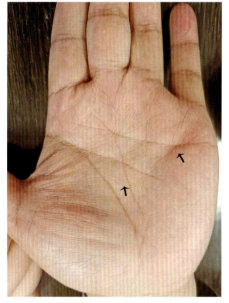

图 4-13-4　左手掌图

十四、胚芽纹线

（1）生命线上方外侧生有数条毛芽状向上的掌纹，代表近期处于亚健康。

病例：男，40 岁（图4-14-1）。

（2）有一两条较长的胚芽纹，说明此人近期工作学习太劳累，应注意休息。

病例：男，44岁（图4-14-2）。

（3）胚芽纹呈小"▽"形符号，提示此人近期免疫力下降，应提高营养并加强锻炼。

（4）胚芽纹呈冒芽尖状出现，提示加强锻炼，保持心情愉快。

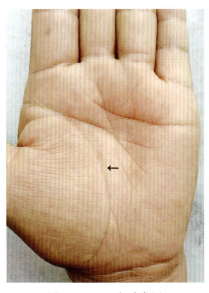
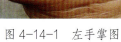

图 4-14-1　左手掌图

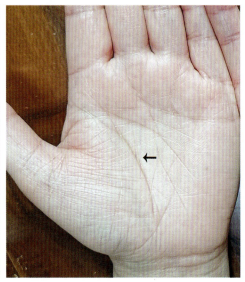

图 4-14-2　左手掌图

十五、指节纹

（1）十指各关节交接处的几道横掌纹，称为指节纹（图4-15-1）。

（2）十指末节均出现光滑一道指节纹，提示此人学习时注意力不集中，开小差，易思维飘逸。

病例：男，38岁（图4-15-2）。如果双手各指关节全是光滑的一道纹，为先天性痴呆症。

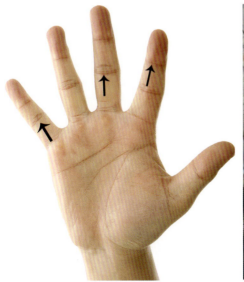
图 4-15-1　标识图

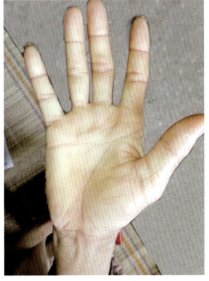
图 4-15-2　右手掌图

十六、金月丘指腹样皮纹

手掌大小鱼际掌面出现先天性，如指腹样皮纹，有斗圈形，开口簸箕形皮纹，提示此人抗病能力、免疫功能、运动耐力均差。（图4-16-1、图4-16-2）。

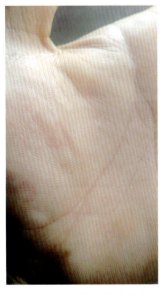
图 4-16-1　大鱼际皮纹图

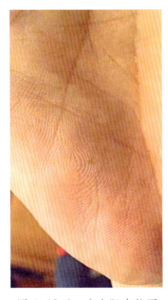
图 4-16-2　小鱼际皮纹图

十七、生殖线

（1）感情线起端上下两侧生有根须状掌纹，称为生殖线（图4-17-1）。

（2）生殖线发达延伸到无名指下，无论男女，为生育功能强。

病例：男，45岁（图4-17-2）。

（3）无性线无生殖线，无论男女，均提示生育方面障碍。

病例：男，30岁（图4-17-3），分析手诊时，主诉精子存活率极少，结婚5年未育。

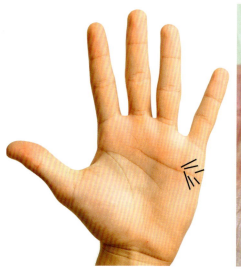

图 4-17-1　生殖线标识图

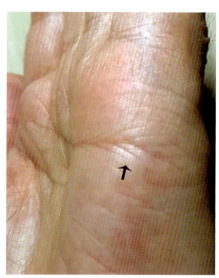

图 4-17-2　左手掌图

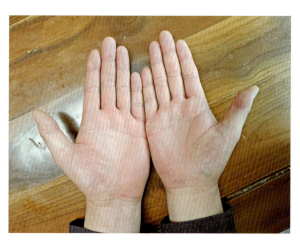

图 4-17-3　双手掌图

（4）生殖线细弱，提示此人生育功能也弱。

病例一：男，34岁（图4-17-4）。

病例二：女，38岁，婚后一直未孕（图4-17-5）。

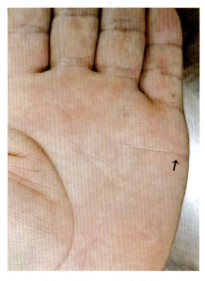
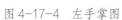

图4-17-4　左手掌图

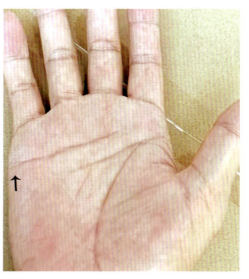

图4-17-5　右手掌图

十八、指纹

指纹——是指人的手指末端、指腹面上，用肉眼可见的自然平行排列的凹凸的皮肤纹理。

常见指纹有：同心环的斗形指纹。螺旋形的指纹。开口偏向小指侧的马蹄指纹或开口偏向大拇指侧的反马蹄指纹。开口较大向掌指方向的箕形指纹。还有不常见的"S"状排列指纹，以及其他特殊少见指纹。

指纹，俗称手印。它是一个人终身不变的身份识别。现在用于指纹考勤，用于指纹录案，用于指纹开锁，指纹手机识别等。指纹凹凸不平在工作中可以起到防磨作用。由于指掌面有生理本能的油性渗出汗液，接触到物体表面时，会留下手指纹印记，现在公安侦破对作案者留下的现场手印，经过专业处理分析对比后为取证手段之一。《圣经》有一句育人守规的经典之言："他封住各人的手，叫所造的万人都晓得他的作为。"

手指掌纹研究，作为一种古老而新型技术领域，其本身就有很多新的

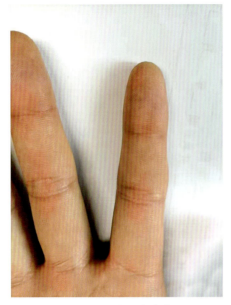

图4-18-1　右手掌食指图

概念，待研究发现的未知领域还很多，不要在自己未知时就胡乱评议而愚盲喷之，允许有百家解读之胸怀，须知，世界上知识千千万，个人井蛙之拙见再聪明再推理，也不能包罗万象。

（1）食指腹指纹呈大弓形皮纹，男性提示精子存活率低下。病例：男，31岁（图4-18-1）。女性提示易患乳腺增生病。

（2）十指腹全是同心环斗形皮纹，说明此人善于思考，但易患脾胃病。《黄帝内经》曰："思出于心，而应之于脾。"

（3）十指皮指纹有七八个或以上开口偏向小指侧，说明患大病康复困难，抗病能力差。

（4）双手十指指纹，出现有开口偏向大拇指侧的反向马蹄皮纹者，提示此人若患大病很难康复病愈。

以上（2）（3）（4）参见第一章第四节，指纹墨印图学习。

十九、颈椎增生线

（1）无名指下智慧线上，生出一条走向小指根方向的弧形支线，称颈椎增生线。

病例：男，40岁（图4-19-1）

（2）颈椎增生线如主线一样粗长明显，或双手均有，说明颈椎增生病严重。

病例：男，47岁（图4-19-2）。另外，出现两条平行的颈椎增生线，提示防止颈椎增生及腋窝下习惯性淋巴结（炎）发生。

（3）双手均有颈椎增生线，为颈椎增生病严重。

病例：女，55岁（图4-19-3）。

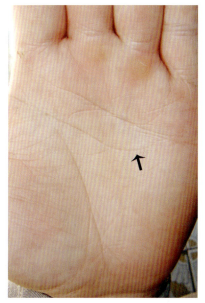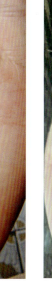

图 4-19-1　左手掌图　　　　　　　　图 4-19-2　右手掌图

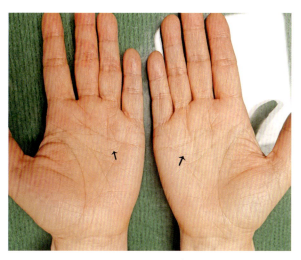

图 4-19-3　双掌图

二十、手腕纹

（1）手腕纹也称手颈线纹。大多数人均有三道手腕纹，提示此人为长寿家族史后代。

案图：女，56岁（图4-20-1）。

（2）手腕纹明显呈链状，或一条走到一半，提示此人易患腰痛，体质也差。

病例一：女，66岁（图4-20-2）。

病例二：男，49岁（图4-20-3）。

另外，女性手腕纹弓形向手掌心者，多为不孕症信号。

（3）无论男女老幼，手腕纹出现4道者，提示家族有90岁以上老人。手腕纹出现5道以上者，为家族有百岁老人。

男，27岁（图4-20-4）。

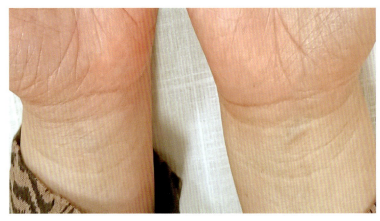

图 4-20-1　双手腕三道图

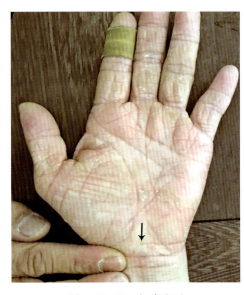

图 4-20-2　左手腕图

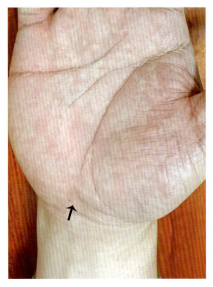

图 4-20-3　右手腕图

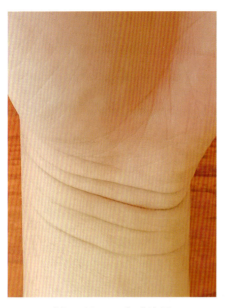

图 4-20-4　左手腕图

二十一、土星环

（1）土星环纹就是包住中指根的弧形掌纹。见标准土星环（图4-21-1）。有明显深刻的土星环，笔者走访多家庙宇、道观、发现出家人此纹比较多见。有待进一步研究。

（2）有断续的土星环，为此人近期心理压力大，心情不悦、郁闷。

病例一：女，54岁（图4-21-2）。分析此人手诊时，她说某军医学附属医院同两家大医院都诊断她是抑郁症。临床发现王清任的血府逐瘀汤是治疗心情欠佳伤心郁闷的理想方剂。同时，此人智慧线走流入月丘，说明此人易抑郁。

病例二：女，47岁（图4-21-3）。另外，此人无名指和小指缝下掌面有方形纹，为小儿时脑内伤史信息。

（3）双条土星环，说明此人较长时间处于郁郁不乐状态环境下，心理压力大。

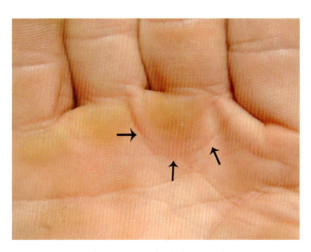

图 4-21-1　标准土星环图

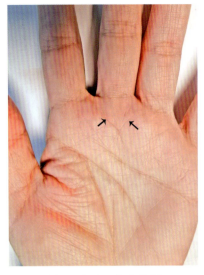

图 4-21-2　左手掌图

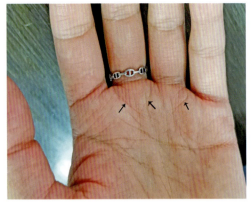

图 4-21-3　左手掌图

二十二、放纵线

（1）手掌月丘有横线纹，称为放纵线（图4-22-1）。

（2）放纵线笔直而长穿插生命线，说明此人营养过剩，肥胖人多见。

病例：女，42岁（图4-22-2）。

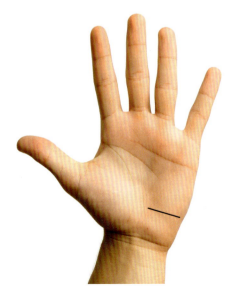

图 4-22-1　放纵线标识图

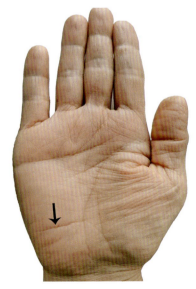

图 4-22-2　右手掌图

（3）放纵线呈断续状，或链接状，为多梦、失眠、多汗等信号。

病例一：男，31岁（图4-22-3）。

病例二：女，56岁（图4-22-4）。

病例三：女，13岁，链接状放纵线（图4-22-5）。

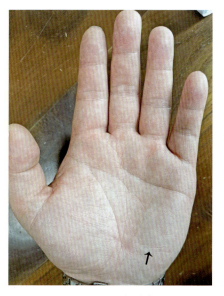

图4-22-3　左手掌图

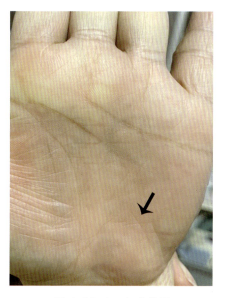

图4-22-4　左手掌图

（4）放纵线有笔直、平行三条，为高血压、高血糖倾向。长期三高者多见。

病例：女，66岁（图4-22-6、图4-22-7）。

（5）放纵线呈笔直，深刻明晰，多见长期高血糖者。

病例一：男，45岁（图4-22-8）。

病例二：女，45岁（图4-22-9）。

（6）放纵线呈网状格子纹，多提示腰痛，女性月经方面疾病。

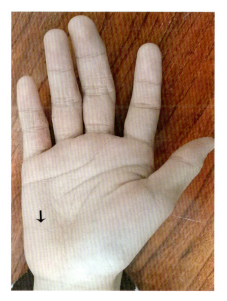

图4-22-5　右手掌图

病例：男，63岁，此患者放纵线呈现方形纹，诉说自己腰椎做过手术，为肾囊肿切除手术史（图4-22-10）。

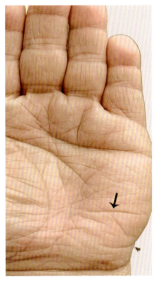

图 4-22-6　左手掌图

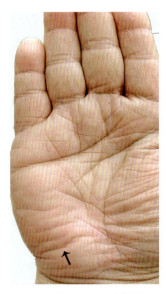

图 4-22-7　右手掌图

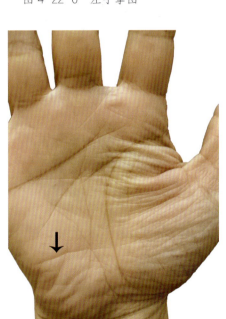

图 4-22-8　右手掌图

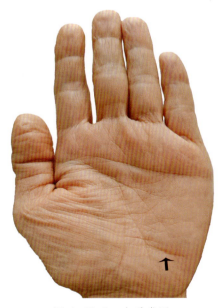

图 4-22-9　左手掌图

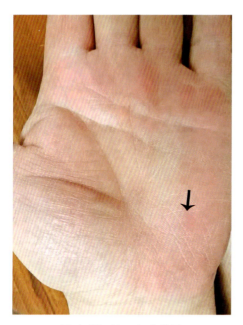

图4-22-10　左手掌图

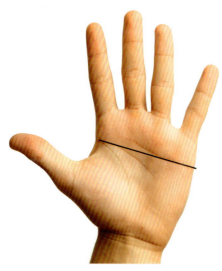

图4-23-1　通贯掌标识图

二十三、通贯掌纹

（1）感情线同智慧线合二为一，称为通贯掌，俗称断掌，提示易患头痛（图4-23-1）。此类人研究发现，多喜欢美术。

病例一：男，50岁，双手掌均呈通贯掌（图4-23-2）。

病例二：男，44岁，左手掌光滑通贯掌（图4-23-3）。

（2）若链条状通贯掌纹，提示习惯性头痛信号。

病例：女，51岁，左右手掌均为链状通贯掌，为习惯性头痛（图4-23-4、图4-23-5）。

（3）通贯掌纹中间出现小眼岛纹，提示防止心脏和近视方面疾病发生。

病例：男，40岁（图4-23-6）。

4.看到通贯掌中央生出一条支线，为假通贯掌纹。

病例：女，33岁（图4-23-7）。

5.智慧线与感情线几乎走到一起，有一条短贯桥线密连，不能看作通贯掌。

病例：男，36岁（图4-23-8）。

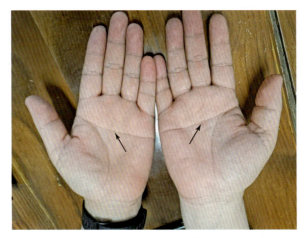

图 4-23-2　双手掌图

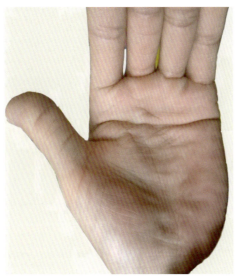

图 4-23-3　左手掌图

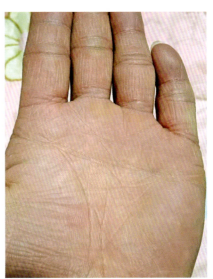

图 4-23-4　左手掌图

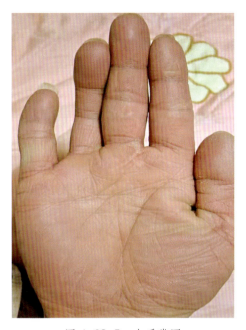

图 4-23-5　右手掌图

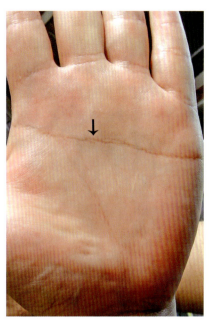

图 4-23-6　左手掌图

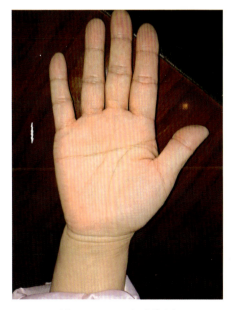

图 4-23-7　右手掌图

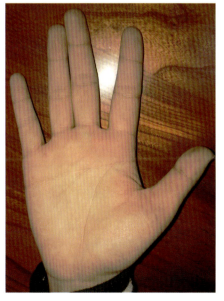

图 4-23-8　右手掌图

跟赵理明老师学手诊

病例一：女，95岁（图4-27-5）。

病例二：男，94岁（图4-27-6）。

另外，指节掌面出现呈网状杂乱纹，说明此人近期压力大而影响了健康。

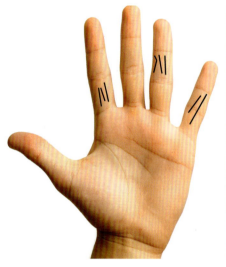

图 4-27-1　指节川字纹标识图

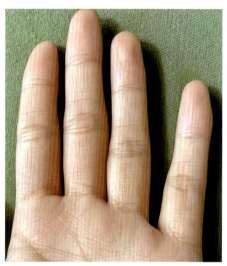

图 4-27-2　青年人四指图

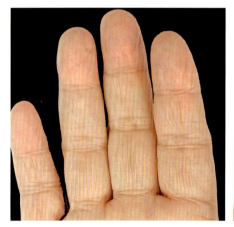

图 4-27-3　老年人四指图

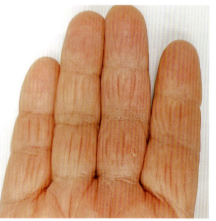

图 4-27-4　老年人四指图

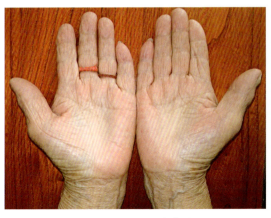

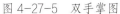

图 4-27-5　双手掌图

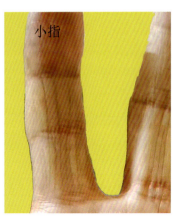

图 4-27-6　小指图

二十八、真健康线

（1）生命线起端外侧，有一条走向食指根方向生机勃勃之掌纹，称为真健康线（图4-28-1）。

（2）双手均有真健康线，说明此人心理躯体均健康。有两条真健康线，提示此人健康抗病能力强。

病例一：男，55岁（图4-28-2）。

病例二：男，48岁（图4-28-3）。

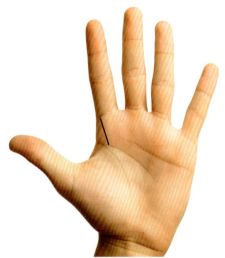

图 4-28-1　真健康线标识图

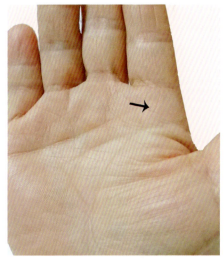

图 4-28-2　右手掌图

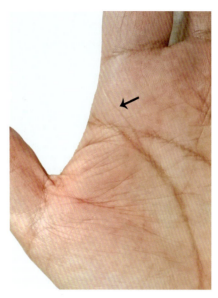

图 4-28-3　左手掌图

二十九、打击缘纹

小指根外侧到掌根外侧，即打击缘掌面出现杂乱纹理，属于亚健康。

病例：男，60岁（图4-29-1）。

三十、口才线纹

大拇指第二指节掌面有一条明显的横掌纹，称为口才线纹。多年临床发现，有此掌纹者，善辩口才好（图4-30-1、图4-30-2）。

三十一、孔子目纹

（1）双手十指末第一指节纹呈双道眼状纹理，为孔子目纹。尤以大拇指节眼状纹为统领。说明此人聪慧，知识分子多见。若是少年学生，说明该学生学习优秀，双手十字均有双孔子目纹，称为学官纹。见男，30岁，本科，现某校老师（图4-31-1）。

（2）如果双手大拇指有双重叠孔子目纹，说明此人更智慧。

病例一：女，25岁，北京某著名大学研究生（图4-31-2）。

病例二：女，29岁，北京某大学博士（图4-31-3）。

病例三：女，35岁，西安某著名大学老师，博士后（图4-31-4）。

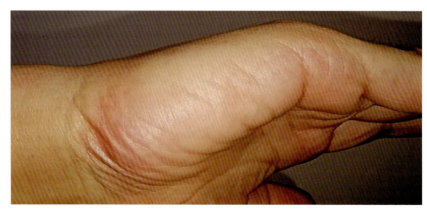

图 4-29-1　右手掌打击缘掌面图

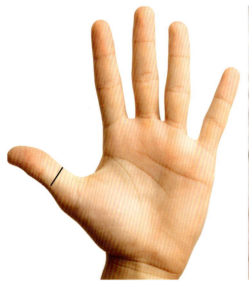

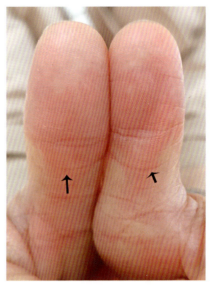

图 4-30-1　口才线纹标识图　　　　　图 4-30-2　实例图

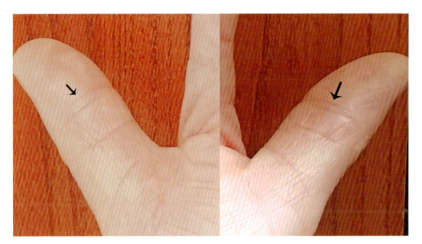

图 4-31-1　孔子目纹标识图

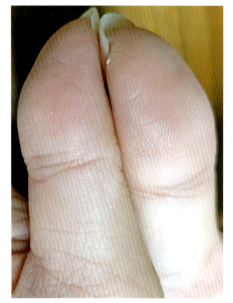

图 4-31-2　双手大拇指图

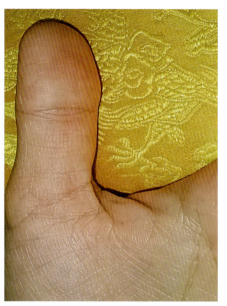

图 4-31-3　左手大拇指图

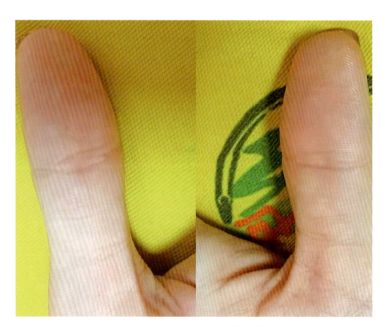

图 4-31-4　双手大拇指图

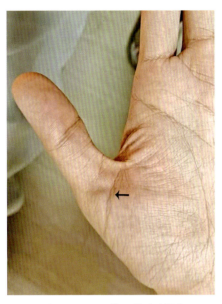

图 4-32-1　佛眼纹实例图

三十二、佛眼纹

大拇指第二指节纹有几个小眼状纹连接，称为佛眼纹。有佛眼纹理，说明此人聪慧（图4-32-1）。

三十三、手指麻痹线纹

生命线内侧起点处，有生出一条如图样支线掌纹，称为手指麻痹线纹。临床验证，进入中年以后，易出现手指麻痹情况（图4-33-1）。

病例一：男，53岁（图4-33-2）。

病例二：女，35岁（图4-33-3）。

三十四、美术线纹

生命线下端生出一条斜穿的干扰线，提示此人从小就喜欢画画（图4-34-1），或家族有美术爱好者，美术工作者遗传史（笔者原工作医院在西安美术学院街道斜对面，其学院看病的人机会就多，从多年接触临床总结验证，故而笔者称其为美术线。但临床发现这种人患腰痛的概率大）。

病例：男，29岁，双手均有美术线，门诊给分析讲解时，他说，太神奇了，他就是美术学院毕业的，现工作就是做美术工作的（图4-34-2）。

三十五、水星丘垂线纹

小指无名指缝下坤位掌面有极短三条竖线掌纹，提示此人下肢易乏力（图4-35-1）。

病例一：男，48岁（图4-35-2）。

病例二：女，40岁（图4-35-3）。

三十六、坤位马蹄指样纹

水星丘掌面有出现开口向指缝方向的自然样皮纹，称坤位马蹄指样皮纹。开口角度大小与思维反应成正比例（图4-36-1）。

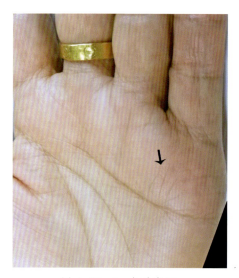

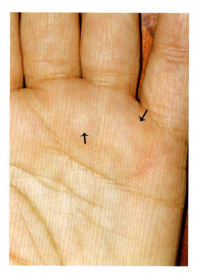

<table>
</table>

图 4-35-3　左手掌图	图 4-36-1　坤位马蹄指样纹实例图

三十七、寿线纹

（1）虎口处生命线起点端有向手背延伸的掌纹，称寿线纹，此线延长说明健康长寿信息。凡进入65岁以上观有寿线纹才有临床意义。

病例：男，67岁（图4-37-1）。

（2）寿线纹前端有小岛纹作终结，为此人有患病倾向，应再参考掌纹手诊，面诊等其他来综合全面分析予以提防疾病发生防治。

病例：男，54岁，双手寿线纹前端有小岛纹作终结（图4-37-2）。

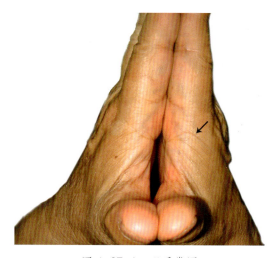

图 4-37-1　双手掌图

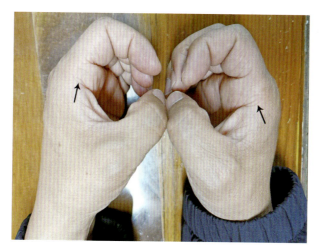

图 4-37-2　双手掌图

三十八、音乐线

手掌震位出现有先天蜜蜂背部样自然皮理纹符号，说明此人有音乐方面天赋，称为音乐线。

见一读者提供的实例（图4-38-1）。

实例：男，40岁，音乐老师（图4-38-2）。

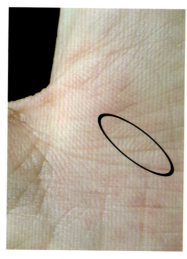

图 4-38-1　左手掌线图

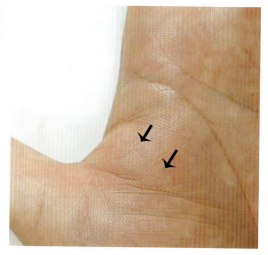

图 4-38-2　左手掌图

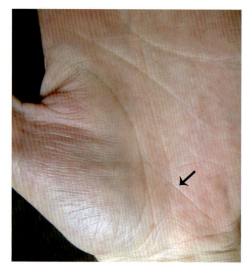

图 4-41-2　左手掌图

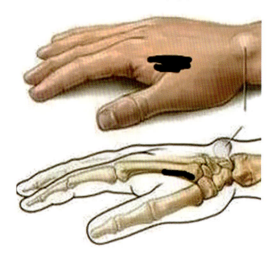

图 4-41-3　大肠经图

四十二、腹泻线

生命线内侧紧贴主线有较长的平行线，为副线纹。也称腹泻线（图 4-42-1）。

有慢性腹泻，结肠炎病史，腹部一受凉，或吃凉食物就会立即腹泻拉肚子。

病例一：女，36岁（图4-42-2）。

病例二：男，40岁（图4-42-3）。

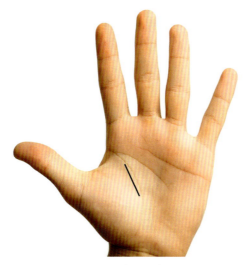

图 4-42-1 腹泻线标识图

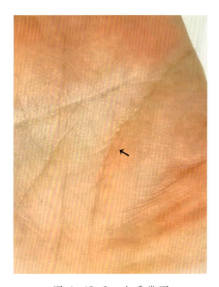

图 4-42-2 右手掌图

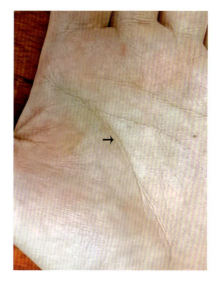

图 4-42-3 左手掌图

四十三、异性线纹

感情线起端下，掌面上月丘有多条横倒"丫"字样纹理：为异性线，多为夜生活过度信号。

病例一：男，37岁（图4-43-1）。

病例二：女，54岁，异性线呈"米"字纹，有凹陷，为肾囊肿信息（图4-43-2）。

139

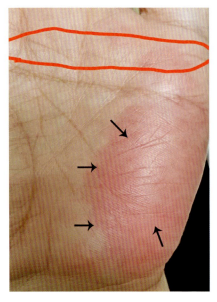
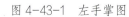

图 4-43-1　左手掌图

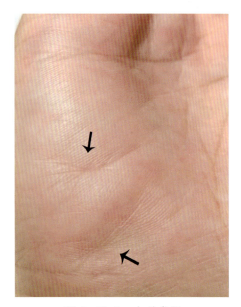

图 4-43-2　左手掌图

四十四、免疫功能下降线

（1）生命线下端有一条长的斜干扰线穿过，延长走到掌心处，或近感情线处，或近兑位处（图4-44-1）。临床发现皮肤病、红斑狼疮等免疫力很差的患者手上多见。

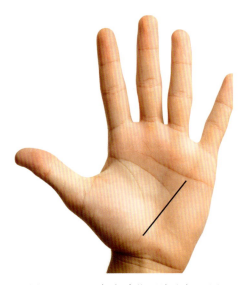

图 4-44-1　免疫功能下降线标识图

病例：女，32岁。红斑狼疮病已经持续了6年之久（图4-44-2）。

（2）免疫功能下降线呈断续状，说明病情较轻（图4-44-3）。

（3）免疫功能下降线变长又深刻明晰，并有悉尼线出现，提示此人病重。

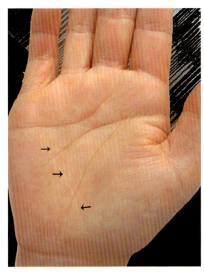

图4-44-2　右手掌图

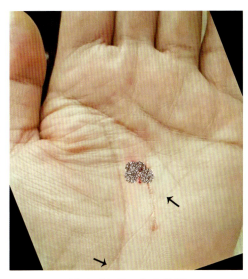

图4-44-3　左手掌图

病例一：右手掌（图4-44-4）。

病例二：右手掌（图4-44-5）。见黑箭头标注，此斜线掌纹没有穿过干扰生命线，不为免疫功能线看，为非健康线。只有穿过干扰者才是。

病例三：女，61岁，左手掌（图4-44-6）。断断续续的免疫功能线，也为消化不良信息，提示加强营养，煅练身体。

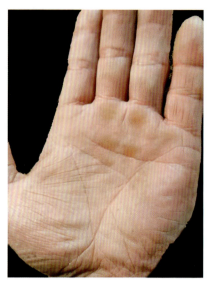

图 4-44-4　右手掌图

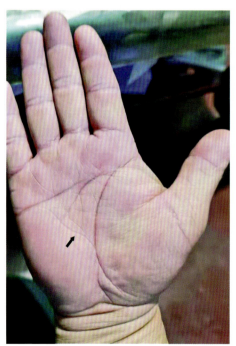

图 4-44-5　右手掌图

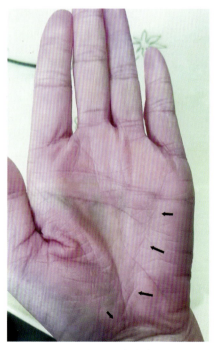

图 4-44-6　左手掌图

下篇　学习手诊的医话医案

第五章 高莉莉医师跟师随诊实录——医话医案 10 则

以下手诊医话医案，为山东省东营市"西学中"全科主治医师高莉莉于2015年8月5日和2021年4月24日，分别来西安随门诊学习后整理选录。在此，对高医师留心整理提供案例表示感谢！

一、治疗异位月经一例

周四下午门诊，某女，35岁（图5-1-1、图5-1-2）。

主诉：便秘，不来月经，反而每月鼻出血，曾去医院治疗数次，诊断为异位月经，俗称"倒经"。

老师问诊后，进行手诊、舌诊、脉诊，诊断为冲脉不降导致的异位月经，便开处方：麦门冬汤加桃仁、川牛膝、赤芍，共5剂。

我不解地问："麦门冬汤如何能治疗异位月经啊？"老师回答："半夏具有强降逆作用，能降胃安冲，加上活血的桃仁、赤芍，以及引血下行的牛膝，因此效果显著。"

下班后，我翻阅《一病多方快速诊疗法》和老师赠送的《师带徒中药学笔记》。晚上回到宾馆后，对比翻看，两本资料均有半夏治异位月经介绍，但《师带徒中药学笔记》讲述异位月经更为详细。

患者手掌综合分析：左右手掌月丘掌面均呈红色，且有格子杂纹。见（左右手掌图）。

另外，赵老师在门诊与一位来访的青年中医师的对话，我认为对学习手诊指导临床有参考意义，故记录如下："中医治疗特点是以改善临床症状为特征的。患者来门诊接受治疗后，如果感觉没有痛苦了、舒适了，就认为治愈了。这与西医不同，西医需要借助化学、物理等方法分析数据，用硬性结果来支撑。比如，腰椎间盘突出引起的疼痛难忍，中医治疗使疼痛感消失，活动恢复正常后，患者就认为治好了。但仪器拍片评估显示椎间盘仍未回位，西医就不承认治愈。再比如，患者双小腿抽筋、剧烈疼痛难

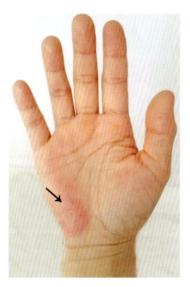 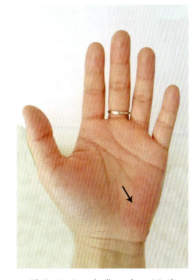

图 5-1-1　右掌，女，35 岁　　　图 5-1-2　左掌，女，35 岁

忍。西医病名为腓肠肌痉挛，西医检查无实质性病症，补钙和止痛药服用效果不明显。而中医用芍药甘草汤（芍药30克，甘草15克）加木瓜12克，水煎服，一般3～5剂即可见效并治愈。这就是中医与西医的区别，为医者要明白这一点。"

二、手掌油腻黏手有腥味

星期三中午，我随同赵老师去门诊上班，途经西安含光路与雁塔西路西端交汇处的西安美术学院大门前人行天桥上时，见一个小伙子正在摆摊贴手机屏膜。由于离上班时间还早，老师便让小伙子帮忙给手机换个贴膜，老师对小伙子说："你要按时吃饭，忌口生冷凉食物，不然胃病不好治。"小伙子急忙从包里拿出中成药香砂养胃丸和西药新胃必治，惊讶地问："你怎么知道我有胃病的？"并坦言自己是老胃病了。老师顺便看了看小伙子的双手，又摸了摸他的手掌说，你多大了？小伙子回答："34岁了。"老师说："你还没有娶媳妇吧？"小伙子回答说："你咋知道的？"现在的媳妇娶不起啊！彩礼高，动不动还要车要房！靠贴手机膜一个10块钱咋能娶上媳妇呢！老师微笑地对小伙子说："你晚上睡觉要管住自己的手，或者用布带绑住手。"小伙问："为啥？"老师左右环视无人后，小声对他说："你有一个手淫坏习惯，这个太伤身体了，加上你压力大，胃又不好好保护，吃饭随便凑合，身体怎能强壮呢？"小伙子不好意思地勉强笑了笑说，您老这也太

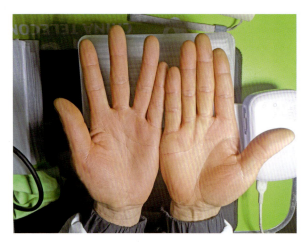

图5-2-1　男，34岁双手掌图

神了吧？我就是有这个爱好，每天晚上都那样做！明知不对但改不了啊！你是干什么的呀？是医生吧？算了，我给你手机贴膜不要钱了，全当给你看病费用了。

老师说："那不行，钱必须给你付。以后改掉坏习惯，注意忌口，忌生冷，尽量吃饭不要凑合，身体是你工作的本钱！"老师给小伙子分析了手象，并一一告诉他。又让我摸了摸小伙子双手掌，感觉油腻腻的！（图5-2-1）。

走下天桥后，我问老师："刚看小伙子的双手，其他手诊胃方面疾病我都明白了，但手淫的坏习惯你是怎么看出来的？"老师解释说："凡青年男女，双手掌摸上去有黏手样感觉，看上去有油脂汗样，又有腥味，在排除没有受外涂物质干扰时，一般都是长期手淫不良习惯造成的。"老师解释后，我忽然明白了。难怪小伙子手汗油油的，看来处处留心皆学问呀！学习手诊贵在不断发现，勤于总结。

三、建议你不要学望诊，去做你的生意吧！

周六下午门诊，大约4时许。稍空闲一会儿，老师正在给我分析一个女患者的手诊、面诊及用药处方时，进来了一个中年男子，拉着行李箱说："请问您是赵理明老师吧？"老师回答："是的。"

他笑着说："我终于见到你本人了，我是坐了十六七个小时高铁专门来西安找你来学习的。老师给他看双手掌并分析道：①双手掌方庭狭窄，均有贯桥线，为先天性心脏功能弱，需预防冠心病发生。②双手掌震位均有横凹槽，为慢性胃炎病史。③双手掌酸区肥大，为先天高血压病史信息。④左手掌大鱼际掌面均有肉结包凸起，为腰椎病史（图5-3-1）。"老师给他综合分析完后，他惊奇地说："我以前谁都不服，今天服了。真的同看书学习不一样啊！我一下子明白许多，像开窍了一样。"

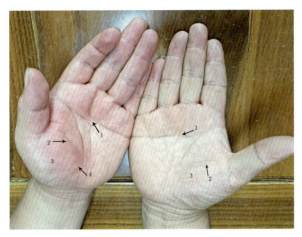

图 5-3-1 男，53 岁，双手掌图

老师笑了一下，说："我劝你回家实实在在地、诚心去做适合自己的生意吧，别学手诊、面诊这些健康知识了。"说着，便给他送了一本《开卷有益》。

四、揉食指掌骨大肠经诊体内浊便经验

周四下午门诊，岳某，男，45 岁，进门就高兴地站着，用双手拍着自己腹部说："大夫，您看看，我这肚子一下子小了很多，皮带都缩小了两个叉眼。吃完第一次药，第二天早晨让我去公厕，我住城中村，早上去公厕有七八个蹲位。我拉的又黑又多又恶臭，其他人都受不了，望了我一眼后，都很快地提裤子跑了。"他接着说："一下子能拉半编织蛇皮袋那么多，肚子一下子几乎变平了，全身感觉轻松多了，走路也不腿沉了。"此时，门诊有位工作人员把老师临时叫出去有事。我就问患者说："你上次来看病是什么样子呀？"患者说："上周四下午来门诊是看口臭的大夫说我脸色晦暗，他又用左手这样（图5-4-1、图5-4-2）揉压我右手虎口食指内侧，当时痛得

错误揉压图

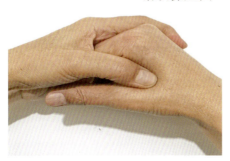

图 5-4-1 错误揉压右手大肠经图

正确揉压图

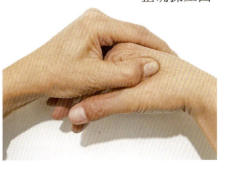

图 5-4-2 正确揉压右手大肠经图

我都能跳起来，满头大汗，真的不能忍受。"大夫又用右手拍了拍我小腹部，拍右侧肚子时声音像拍纸箱子一样，有明显空洞感，而拍左侧腹不明显，像内部是实的。又让我低头看双脚尖，我肚子大得看不见脚尖，还口臭。大夫说我肚子里臭屎浊便垃圾太多了，所以脸色才晦暗。可我当时说我每天早晨都排便呀。结果把大夫开的药一吃，第二天早上去公厕解手，真的一下子把肚子垃圾排空了。周围人都说我最近脸色也没有以前那么黑了。我问他说："能不能让我看看老师上次给你开的方子？"

处方：生白术30克，生地50克，炙升麻10克，紫菀12克，枳壳30克，草果10克，甘草15克。共7剂。

患者复诊走后，我利用诊室空闲时间，问老师说："我看每个患者就诊时，你都首先压揉患者右手食指掌骨大肠经那里，请问这是为什么？"老师解释道："便秘（浊）是百病之源。无论治任何一种疾病，如果体内有浊物，必先清除干净，如同房间的垃圾桶不扔，只顾房间喷香水、摆花盆是没有多大作用的。"所以说："通"，是治病和养生的根本（图5-4-3）。古人就有"欲得长生，肠中常清。长生要清肠，不老须通便。便难之人，其面多晦。"我又问："这个测试方法，你是怎么得来的？"老师答："巴掌大之地，成天研究，无意中揉手掌感觉体会到的，就思考分析。"大约在1986年"五一"期间，我在看一本关于点穴的书学习时，无意中发现揣摩的，就反复临床一直应用着。以前《望手诊病图解》书中也有专门介绍过，到各地健康养生讲座中也分别讲解过。但揉压方法一定要准确，就是四指抱握患者右手手背，左手大拇指指端向上、向手背方向揉压患者右食指掌骨大肠经，皮下有明显结节压痛。

我又问："为什么重视压患者右手食指掌骨大肠经，以及进行腹诊拍右侧小腹呢？"老师答：右手对应升结肠，而左手对应降结肠，一般降结肠很少产生浊物。如果双手掌骨

通－是治病和养生的最高境界

人体升降正常了，疾病就不会产生，人会精神会高兴。

《内经 六微旨大论篇第68》曰："升降废，则神机化灭。""升降出入，无器不有。"

《内经》：六腑泻而不藏　肠道畅通，胃口才会好

图5-4-3　古圣贤论人体升降图

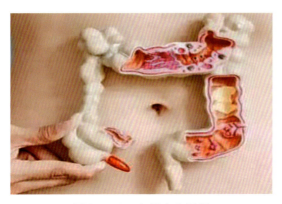

图 5-4-4　大肠走向图解

大肠经都压痛明显，说明大肠浊便严重（图 5-4-4）。

五、观手知乳腺增生及腋下淋巴结炎

周二上午门诊时，一位45岁的女性患者前来就诊，她身高约有175厘米，长相标致，看上去十分文雅。

坐下后，她问道："医生，你看看我的手，判断我有什么病吗？"老师仔细观察了她双手后，又用拇指压了她双手掌的大鱼际（她有明显痛感），随后对患者说，你有乳腺增生结节和腋下淋巴结节（炎）（图5-5-1）。

没等老师说完，患者瞪大了眼睛，嘴巴微张，头向前一伸，惊讶地说，这也太神奇了吧！你怎么一看手，一压手就能看出来人体的病来？真的有点不敢相信，难怪我同事找你看病后，非得介绍让我也来看看。我就是来看乳腺增生结节的，右腋下还有结节（患者一边说一边用手捏她右腋下），感觉你像看过我的病历报告一样，怎么什么都知道？

老师边分析边解释说："手掌对应着人体的反射区。"接着，老师叮嘱患者在开药治疗的同时，尽量不要生气动怒、郁闷，保持心情愉快，因为人本身就有强大的自愈能力。你这个病，最好的医生是你自己。患者解释说："我同学的孩子都上大学了，我因为读研究生，结婚晚，36岁才要孩子，他是个男孩，特别调皮，成天因为学习的事不听话，能把我给气炸了，他还顶嘴吵嘴……"

患者诊完病临走时问老师说："您有这方面的书吗？"收徒弟吗？我能拜你为师学习手诊吗？老师微笑着回答："没有必要的，你哪里有时间呢？术业有专攻。但你可以到网络上购买关于望手、望面、诊病的相关书籍学习就行了。"

结合手诊、目诊、耳诊、舌诊、脉诊综合分析后，老师开出了处方：阳和汤加猫爪草30克，穿破石30克，夏枯草15克，射干10克。水煎服，1

日2次，饭后服用。并建议患者要守方用药直至治愈。

为了使读者更清晰地看到患者右手掌无名指下方庭存在的树叶状双层岛纹，故将手掌此位局部放大，树叶状双层岛纹，这一特征提示此人患有乳腺增生及腋下结节的病症信息（图5-5-2）。

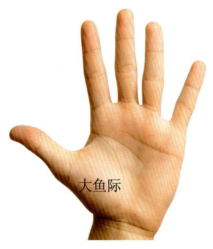

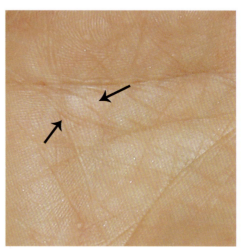

图5-5-1　大鱼际示意划分图　　　　图5-5-2　乳腺增生

六、我是开方治病的医生，不是卖药的

周四下午，西安小寨藻露堂中医医院门诊，某男，55岁。

主诉：患者称近期只要吃东西或吃饭就恶心、反胃想吐。先后看过几次医生，但效果都不明显。

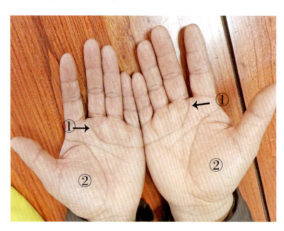

图5-6-1　双手掌图

老师观察了患者双手后指出，①你双手生命线均走到食指和中指之间的缝隙内，说明你长期消化不良和慢性胃病。②双手掌酸区又肥大，这是高血压征兆（图5-6-1）。

结合目诊和耳诊的结果，对患者说，你舌中苔白腻而滑，脉又沉迟，这是胃寒造成的。患者说："我本来胃就不好，也一直吃降压药。大夫你这么一说，我也想起来了，发病前，我骑摩托车从兴平到西安跑了个来回，100多公里路程，回家后感觉肚子饿，就急忙吃了冰箱放的3条冰香蕉。"说着，他从包内拿出以前看病处方让老师看，处方上全是焦三仙、生白术、鸡内金等消食中药，而且每张处方上的中药都在25味以上。

　　老师综合诊断后，开出了处方：制附子9克，吴茱萸10克，干姜9克，人参9克，炙甘草15克，大枣2枚（撕开）。水煎服，5剂。

　　患者一看处方，有点疑虑地说："就这几个药能行吗？"是不是药太少了？中药不是讲究药种类多才能治病吗？老师微笑着回答："我是开方治病的医生，不是卖药的。"

　　此时，我想起了老师曾提到过的中医界一句名言："药上15样，大夫没主张。"此话虽不绝对，但有一定的道理。

　　患者拿着处方又看了看说："能不能给我开上一个月的药？"我大老远地来一趟不容易。

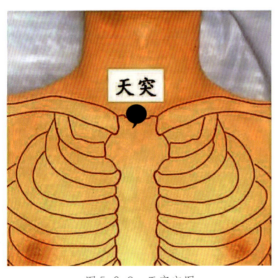

图 5-6-2　天突穴图

　　老师解释道："你要忌口生冷和粗粮，注意胃部及背部、双下肢的保暖，避免受风寒。中病即止，没有必要开那么多药。是药都有毒性成分，这样既浪费药物资源，又让你多花钱，肠胃病要靠自己保护，养胃比用药治疗更重要。

　　老师见天气寒冷，患者又骑摩托车长途跋涉，就告诉他应该给脖子围个围巾，保护好颈前天突穴（图5-6-2），以及颈后风池穴和天柱穴（图5-6-3、图5-6-4）以防受凉诱发咳嗽。颈椎疼痛等不适症状，毕竟年龄不饶人，火字是人字两边各加一点（图5-6-5），颈部一定要保暖，不能受风寒，中医有"病从颈生，治病从颈，颈椎是百病之源"之说。

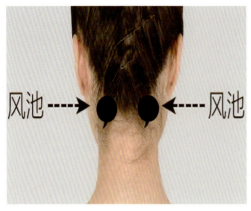

图 5-6-3　风池穴图

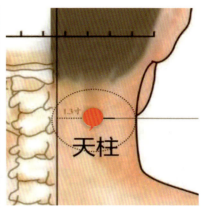

图 5-6-4　天柱穴图

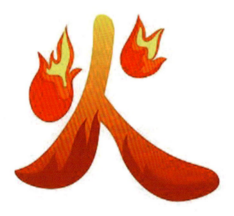

图 5-6-5　火字形象图

七、手拇指掌面干扰米字纹为压力头痛信息

周六下午门诊，某女，76岁。主诉：头痛，消化不良。

老师给她手诊后说："心病还要心药医，你近半年来是思想、心理、精神压力太大造成的。"思伤脾，思出于心而应之于脾，所以你消化不良。

站在她身旁一同来看病、年龄相仿的妇女不解地问："她能有什么压力呢？家里经济情况好，房子车子都有几套，女儿在上海工作，儿子也很优秀，老公退休金又高，能有什么压力啊？"

患者叹了口气说："唉！家家有本难念的经啊！都怕人知道丢人。是儿子非要同媳妇闹离婚，怎么劝都不听。不怪人家媳妇，简直把我和他爸气死、折腾死……"

又说："那我就不开药了，大夫你这么一说，我一下子感觉病好了一大半，心情放松了，头也不像之前那么痛了。"

患者问老师："大夫你真神，从手上哪里看出来的？"

老师解释说："你双手大拇指节掌面有'米'字样杂乱纹，这是压力性头痛的信息"。

我站在旁边，让患者手伸展，用手机拍下了她双手掌大拇指掌面的照片（图5-7-1）。

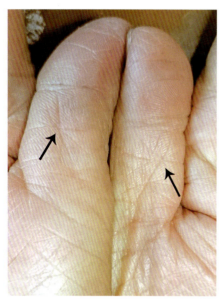

图 5-7-1 双手大拇指掌面图

八、无名指判断记忆力减退、小脑萎缩、痴呆信息

将双手掌面平放在桌面上，尝试让双手无名指单独上下左右活动，凡是不能灵活单独活动者（图5-8-1、图5-8-2）。或在热水泡脚后，点压揉推足大拇指的大脑、小脑反射区，如果有明显压痛感，则提示记忆减退、小脑有萎缩、老年痴呆信号。

防治一：坚持揉开双足大拇指的大脑、小脑反射区的皮下痛感结节，对防治小脑萎缩、记忆力减退、老年痴呆症均有很好疗效（图5-8-3）。

防治二：中药泡脚处方：透骨草30克，丹参15克，苏木10克，艾叶9

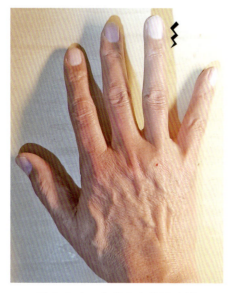

图 5-8-1 右手无名指活动图

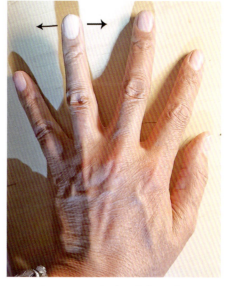

图 5-8-2 左手无名指活动图

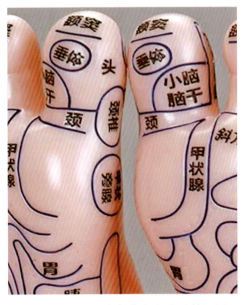

图 5-8-3 双足大拇指大小脑反射区图

克，红花15克，白芷12克。

中成药治疗：天王补心丹。

九、对待别人要打开窗户，对待自己要照镜子

周二上午10时许，在西安益群中医门诊部12诊室，一位36岁的小伙子走进门诊说："你好大夫，我是听门诊一楼大厅一位看病的老太太介绍，说你看手诊病很神奇，我就挂号上二楼来试试。"小伙子坐下后，双手未伸直就放在桌子上，脸上带着怀疑的表情。

老师看了一眼就说："你近期腹泻拉肚子。"没等老师说完，小伙子瞬间双手掌用力伸展，说："服了服了，我就是来看拉肚子的，你怎么知道的呀？我这几天腹泻严重。"老师用笔尖给小伙子指着说："你指甲前端下有较宽的红色宽带，这是腹泻发作的信息。指甲为大甲，说明长期呼吸道功能差，易咳嗽。"（图5-9-1）。

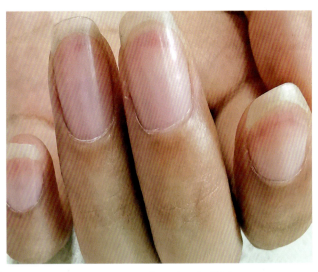

图 5-9-1 指甲前下红带图

小伙子笑着说："说实话，我谁都不服。我因病也自学了一些中医教材，也看过多次中医，就是腹泻易反复治不好，也动不动就咳嗽。"

老师也笑了笑说："年轻人，你说你谁都不服，孔子那样智慧的人都说'三人行必有吾师'，领袖那么伟大都说'虚心使人进步，骄傲使人落后'这样的哲理名言。"老师又对小伙子说："治慢性病，特别是肠胃方面的慢性病，如同修身治国平天下。最大的法宝就是要学会善于忍耐。你平时不忌口，乱吃生冷东西，又不配合医生守方治疗，有病乱投医，频繁换医生，看了几本中医教科书，就来门诊试探医生本事，到头来误的是你自己的健康，吃亏的是你本人而不是别人。要明白，脾胃一伤，百病由生。只有严格忌口保养，坚持守方治疗，才能从量变达到质变，实现痊愈，这是关键。学习就像对待别人一样要打开窗户，对待自己则要多照镜子才能进步！涝池太浅无法纳湖水之肚量，沟渠狭小不能装河流之水。"

老师又对小伙子补充说："你身体耐寒能力差，又有男性功能障碍问题。"小伙子说："这都能看到，我就是举而不坚，从哪里看出来的？"老师用笔尖给指着说：①你双手打击缘处有微凹陷，代表男性方面功能差；手纹又杂乱，代表耐寒能力差。②双手掌大鱼际掌面有小凹点坑，为腰肌劳损的标志。③双手智慧线走流至月丘处，说明你爱钻牛角尖。（图5-9-2）。

小伙子说："轻微阳痿是不是我爱洗凉水澡选成的？你说的我都有，易咳嗽，易腰痛，也爱钻牛角尖。"

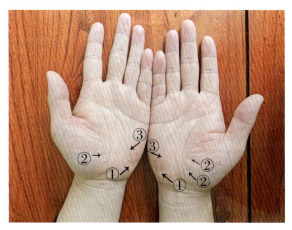

图 5-9-2　双手掌图

老师又给解释："爱洗凉水澡会影响性功能，也会造成易拉肚子和畏寒。"

小伙子说："大夫，你把这些望诊绝招教给别人，就不怕别人夺走了你的饭碗？"

老师微笑了一下说："我还是那句老话，世界

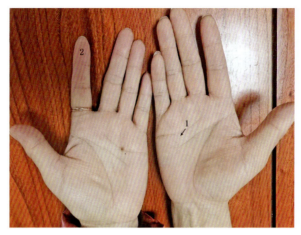

图 6-1-3　女，33，乳腺增生

二、大肠癌病例手诊实录

2011年1月31日早晨8时46分，某男，46岁，国家公务人员。观其左手掌地丘有明显饱满鼓起，皮色略白于周围正常掌色皮肤，见电脑保存指示时间照片（图6-2-1）及原保存箭头↙标示图片（图6-2-2），我便提醒他，需严加戒酒，以防大肠癌类疾病的发生。然而，他摇了摇头，笑呵呵地表示自己没有什么感觉。

2021年3月25日上午11时35分左右，我再次在路上见到了他，我拉着他的手仔细观察后，再次提醒他，应高度警惕大肠肿瘤的可能性，并建议他尽快去医院做肠镜检查，同时我还特别叮嘱他注意小腹及大便异常情况，以及身体其他方面的不适症状。但他仍然只是 嘿嘿一笑，并未给予足够的重视。

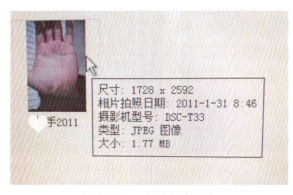

图 6-2-1　电脑保存照片

　　然而，2022年5月9日下午4时20分许，他通过微信联系我，告诉我他已于4月20日在西安某医院进行了大肠切除手术，并发来小腹包扎术后的图片（图6-2-3）。他还说，2021年12月份，他发现自己食欲不振，体重下降了大约18斤，4月4日，他去当地医院做肠镜后，医生告知病情十分严重，随后，他转到西安，4月20日就在西安某医院进行了手术，最终确诊为升结肠中分化腺癌。此时他发来手掌图片，见箭头↙标示（图6-2-4），图片地丘大肠区的饱满岛纹包已明显缩减，色泽也不发白，大家可以对比两张图片进行学习。

　　2022年6月21日上午10时12分许，我在外地县城又见到了他，见他恢复很好，舌苔、神情、面色及说话声音等都正常，他表示，从今往后坚决戒烟戒酒，他还说："10年前你就从手上发现病的苗头了，我没有当回事呀！"随后，他用手机拍下了他术后恢复伤口图片（图6-2-5）给我。

　　在这里，我想同读者分享一些信息，大肠癌的发病部位中，直肠占60%，乙状结肠占16%，盲肠占12%，升结肠占5%，升结肠与横结肠角占3%，横结肠占4%，而降结肠为0%。见患大肠癌比例图（图6-2-6）。

　　摘录《赵理明医师手面诊医话医案》杭凯

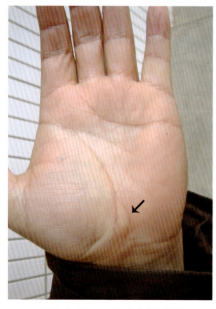

图 6-2-2　左手掌纹标示图

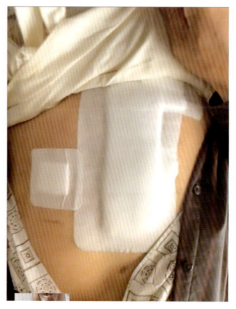

图 6-2-3　小腹包扎术后图

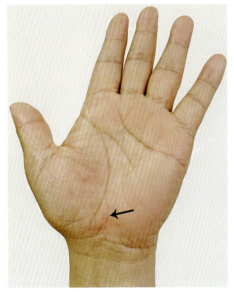

图 6-2-4　左手掌标示图

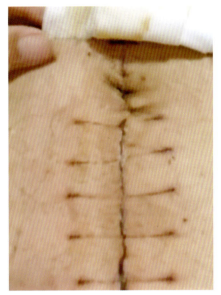

图 6-2-5　伤口恢复图

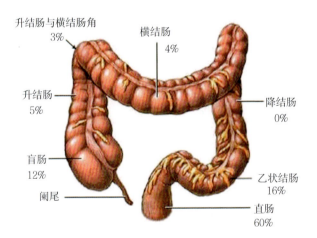

升结肠与横结肠角
3%

横结肠
4%

升结肠
5%

降结肠
0%

盲肠
12%

乙状结肠
16%

阑尾

直肠
60%

图 6-2-6　大肠癌比例图

三、定居新加坡观手面看健康受到好评

二十年多前，我有幸在青岛聆听了赵理明医师的手面诊讲座，一下子被吸引住了。

一花一世界，一叶一菩提。世界上没有一模一样的手，通过观察一个人手掌纹的变化，我们可以知晓其以前发生过的疾病信息，以及未来可能发生的疾病苗头，手掌上的阳性符号反映，可以预示人身体的100多种疾病的发生前兆。有诸内必有诸外，人的手就像X线的显示屏一样，也像是存储人体健康信息的密码库。

在中医望诊的过程中，身体的问题往往能看得清清楚楚。因此，我逐渐喜欢上了手诊，并开始学习赵老师编著的《望手诊病图解》《望面诊病图解》等书籍，遇到看不懂的地方，我就同赵老师交流学习，至今已有多年，赵老师也会毫无保留地教我。比如，2023年6月5日上午，赵老师发来一个在西安留学的30岁外国小伙子的双手照片让我分析，我一眼就看到小伙双手掌生命线大包走样，超过中指中垂线，酸区明显肥大。我就回微信说，这显示家族有高血压遗传史信息。老师立即回微信点赞我。说小伙子证实他母亲、外公就是高血压，家族确实有高血压遗传史（图6-3-1）。

从一个人的手掌上，我们可以看到上辈遗传病信息，让人提前知道自己是否有心脏、肝脏、肺部等方面疾病风险，从而注意保护自己，避免做剧烈运动，减少很多潜在伤害。我一边学习手诊，一边给不同人看手来验证所学，发现准确率非常高，手诊学习也帮助很多人提前知道自己有心脏

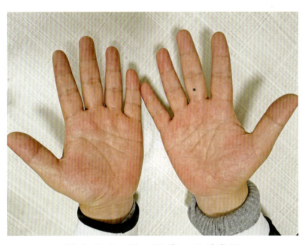

图6-3-1　男，30岁，双手掌图

病、子宫肌瘤、卵巢囊肿等疾病，及时医治避免更严重后果。经过20年的不断积累，我看手诊的技术日益精进，不会就随时请教赵老师，我也看了有上万人的手。很多朋友说，手诊看到的疾病与医院检查出来的一样。我定居在新加坡生活10多年了，有一次，一个女性朋友身体不好，我就让她拍手照片看看，虽然没有当面看她双手效果好，但是看后也帮助到了她，她感动的点赞说"好神奇……"

2023年12月31日，我回北京时，给一个女性朋友看了她的手。卵巢囊

肿、子宫肌瘤、过敏体质、胃肠功能弱等问题，都被我说中了。朋友也觉得手诊的神奇，还说要拜我为师学习呢！这些年，我在新加坡举办手面诊讲座也有好多次了。只要有赵老师编著的书出版，我都第一时间让家人给我买来邮寄到新加坡供我学习。学习手面诊知识，让我在过去的20年来帮助了很多人，希望在未来学习望诊的路上，我能继续努力！

下面我列举几则在新加坡观手判断健康病案与大家分享：

病案一：男，66岁。分析：①手腕线呈现断裂状，可能易患腰疼病。②智慧线中断，这可能表明头有受伤史，应防头痛发作。③小指下感情线起点有小岛纹，这是耳鸣的征兆（图6-3-2）。

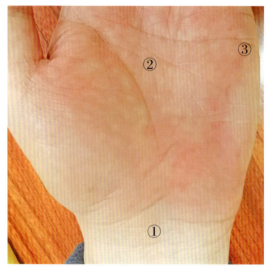

图6-3-2　男，66岁，左手掌图

病案二：男，62岁。分析：①双手掌酸区肥大，提示可能存在高血压问题；双震位出现横凹槽，这通常是胃炎长期消化不良的反映。②左手掌生命线在中间一部分消失，形成大空白，为家族有半身不遂遗传史信息。③双手掌方庭狭窄，为心脏二尖瓣狭窄的预兆（图6-3-3）。

病案三：女，19岁。分析：①该患者双手为方形，手背中间指节纹皮厚且呈现褐色。②右耳背胆囊反射区有几个明显的小米粒肉结，以上提示均为胆囊结石的征兆，她的父亲和姑姑均患有胆囊结石病（图6-3-4、图6-3-5）。

健康管理师 手面诊国外传播者　张丽霞2024年2月4日于新加坡兀兰整理

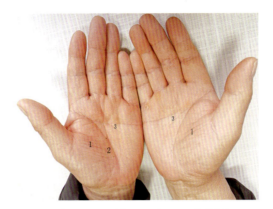

图 6-3-3　男，62 岁，双手掌图

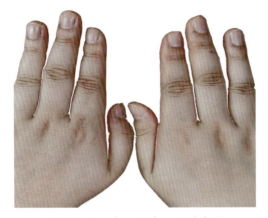

图 6-3-4　女，19 岁，双手背图

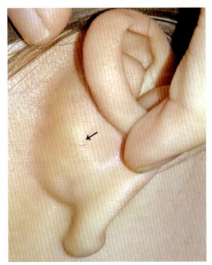

图 6-3-5　女，19 岁，右耳背图

四、给楼上52岁叔叔手诊——脑出血，他大意了

2021年2月份，我给住在我楼上的一位52岁男性进行了手诊，发现他有家族高血压史信息，他本人也有高血压信号（生命线起点偏高，酸区增大，十指甲月眉过大，超过全甲五分之二）、糖尿病信号（掌面十指指端发红，如同染色一般）以及脑出血信号（生命线走到一半开小叉），当时，我特意提醒他要注意提防高血压、糖尿病、脑出血的发生，他说测过多次血压，并没有发现高血压，且自我感觉身体状况良好。

2022年，每次看到他，我都会提醒他要预防高血压、糖尿病和脑出血，并让他及时调理身体，避免过度劳累。直到2022年10月，他才去医院做检查，结果查出患有高血压和糖尿病，医生说血压和血糖都很高，2023年的1月，我发现他的脸色发红，气色不佳，提醒他要注意身体。

2023年2月3日，我在他家人的朋友圈里看到了水滴筹的信息，才知道他突发脑出血住进了重症监护室。他的脑出血高达70毫升，紧急进行了手术，

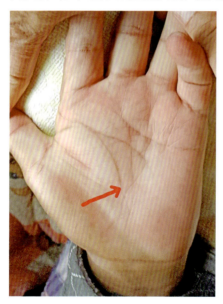

图6-4-1　左手图

脑出血，高血压3级（极高危），2月5号，他家里人告诉我，他已经半身不遂了，虽然不愿意相信这个事实，但这样的事已经摆在面前，希望他尽快好起来，如今，54岁的他因半身不遂不得不长期卧床，后悔莫及，痛苦流泪，他才告诉他的妻子说，两年前楼下我帮他看过手诊，并多次提醒过他，但当时因为他身体没有任何感觉。就没有当回事。没想到两年后发生了，还差点要了他的命。见病人在家养病左手生命线走到一半且线红色明显（图6-4-1）。

中医手面诊能看出疾病早期信号，早预防、早调理，及时挽救生命，身体是我们自己的，我们应该更加关爱它，因为病痛无人能够代替我们承受，健康是无价的。

西安市灞桥区西航花园　手诊面诊讲师时锦整理病例

五、跟随赵老师学习手面诊病随笔

弹指一挥间，跟随赵老师学习手诊面诊已二十余年了。当年，赵老师受邀来到鹰潭市讲授手面诊课程，我首次参加学习便深深爱上了这门手面望诊之术。后来，我在鹰潭、赣州参加了多期手面望诊提高班，通过面对面授课，我的进步很快。那时，我将近有两年的时间白天上班，晚上则通宵看书写笔记，将白天为别人看掌纹的符号记下来，晚上对照书本验证准确率，我的先生经常对我女儿说，看你妈妈学习得都快魔怔了。我编写了自己的学习心得笔记，在学员中传阅，后来几经传播，全国不少地方都有我编的手诊学习笔记传阅。赵老师每次讲座都强调："反复是记忆的诀窍，实践是记忆的动力，联想是记忆的捷径。"几年后，我曾多次受邀请去讲课，培训手面望诊知识，为他人讲课最受益的是自己，因为这样能接触的病案就更多了，大大地提升了自己的认知水平。

记得初学时，熟人根本不相信我，于是，我就利用每次出差的机会，在火车上与人先聊天，再看手面诊，当我准确地说出他们的身体状况后，马上就拉近距离，有人主动把手伸出来让我看，围观的人也越来越多，得到了好多熟人和同行们的认可，还送了个"徐半仙"的雅号给我。多年以来，我与赵老师通过微信远程交流，老师多次寄来的资料我也受益良多。无论多忙赵老师都给予耐心的解答。我清楚地记得，2006年，在单位文艺队大排节目时，我发现一位同事面色灰暗，斑痘满脸，我问她是否经常便秘，她说是约一星期排便一次，问她大便时是否很硬而且粪便前端是否有凹陷坑，她说没太注意，我说让我看看您的上唇系带内是否有肉粒，结果发现约有米粒大小的肉粒，我说您有内痔，明天如有大便看看大便前端是否有凹陷坑，因为我看她生命线下端地丘处有一个包满岛纹，疑为大肠肿瘤或囊肿信号，次日一上班，她就告诉我，粪便前端的凹陷坑有鸽子蛋大小。我马上让去医院检查，她表弟是西医硕士研究生毕业，在上海某大医院肛肠科专家门诊工作，她当天就去上海，经检查，确诊为直肠早期肿瘤，经剥离手术，切片显示为良性肿瘤，真是有惊无险。她回来后对我感谢不尽。像这样的病案很多。

下面，我举四则案例与大家分享

病例一：男，49 岁。分析：①左手掌酸区肥大，提示高血压信息。②

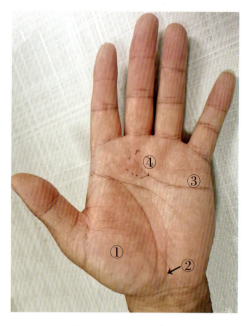

图 6-5-1　左手掌图

地丘有垂直且饱满的岛纹，疑为大肠肿瘤或囊肿信号（后检查是直肠囊肿）。③肝分线明显且有干扰线干扰，表明肝损伤严重（长期承包工程，饮酒次数多，医院检查证明肝损伤）。④中指下感情线有干扰线，提示慢性支气管炎病（医院检查为肺气肿，支气管扩张）（图6-5-1）。

病例二：男，27岁。分析：①双手掌为锁链状通贯掌，提示习惯性头痛信息。②双手掌生命线呈现岛链状，表明该男子在幼年长期呼吸道疾病史（图6-5-2）。

病例三：男，69岁。分析：①震位塌陷，提示长期消化不良。②肝分线上有大岛纹，表明以前曾暴饮酒或服药伤肝史。③手掌皮肤干硬，为先天性鱼鳞病所致（图6-5-3）。

病例四：女，26岁。分析：①中指下感情线明显一分为二，叉纹与主线一样粗，提示家族有心肌梗死病史。②智慧线有中断之迹，为幼年头受

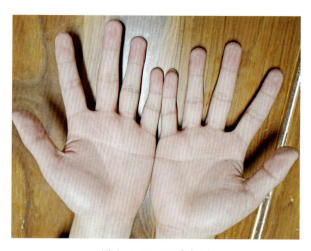

图 6-5-2　双手掌图

伤史，应防头痛发生。③无名指与小指下掌面有明显的方形纹，提示幼年有发高热，或脑膜炎以及其他脑内伤史（图6-5-4）。

江西省赣州市开发区资深健康管理师手面诊老师　徐琳珍

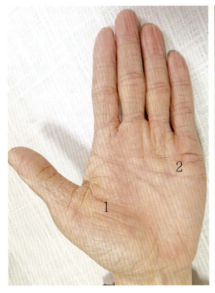
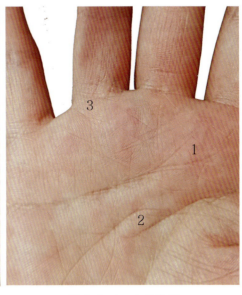

图 6-5-3　左手掌图　　　　　　图 6-5-4　右手掌图

六、跟赵老师学习临床及手面诊心得

2019年5月26日，通过师姐秦小淞介绍，我与赵理明老师取得联系。虽未见过面，赵老师经常通过微信为我讲解医理、解析医案，他讲解医理的方式贴近生活，道理通俗易懂，让我受益颇多。

现将赵老师为我讲解的医案，以及我的学习心得和临床手面诊病例介绍如下。

案例一：2019年8月，一位妇女因产后受风导致，背部发凉且多汗来就诊。她主诉：10余年来多次治疗，但效果甚微，病虽小，但苦不堪言。最初，我判断她是阳虚，治疗应以温阳为主。然而，观前医所方，多是温阳之法，有的还用附子、干姜、肉桂，且用量不小，但为何不见效？思考之后，我认为问题出在认识，且当下我没有合理的认识就向赵老师求助。赵老师给我讲解：前医用四逆汤未能奏效，是因为四逆汤没有启门，需要加宣解表药给邪出路，他建议用桂枝汤合麻黄附子细辛汤加减。解表开门给邪出路，同时温里又可驱邪外出，我顿时茅塞顿开。根据患者情况，我开出了桂枝汤加麻黄附子细辛汤，患者服用12剂后，背怕冷、多汗症状已经大大缓解。这个案例给我很大启发，之后我也多次思考该如何学习中医。理不通而法不明。如何明理？赵老师多次告诉我，人同大自然一样，临床遇到了问题，要静静地思考大自然道理，然后再整理思路遣方。"想大自然道理"以明医理，这是我这几年看病最受用的法则，我想这也是我一辈子受用的法则。

案例二：一位中年女性多年头汗（此案是赵老师医治，并讲解于我），久治无效（其丈夫也是中医大家），赵老师采用王清任的血府逐瘀汤，3剂后，汗就明显减少。赵老师讲解：本来多汗不能用活血化瘀药，但唯独头汗，有一种情况是血瘀导致其他出口被堵，只能从头而出。用活血法治多汗是我第一次听说，之后再读到赵老师所著的《一病多方快速诊疗法》中手足汗章节时，体会就会很不一样。

另有《一病多方快速诊疗法》多汗章节记录，赵老师用栀子甘草豉汤加味，治疗多汗两年多的中年女性医案及讲解，让我明白读经典的重要性，所以要沉下心读经典，理解经典的奥妙。

耳诊病案一：男，68岁。分析如下：①双耳垂均有冠状沟纹理，这是冠心病的信息。②双耳垂上方耳面肿大样，这是肺气肿、慢性支气管长期咳嗽的信息。③双耳舟颈椎反射区均有明显硬肉结，这是长期颈椎增生的信息（图6-6-1）。

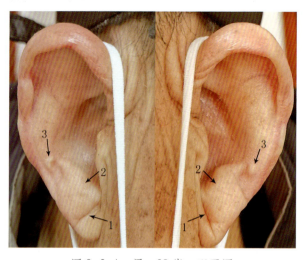

图 6-6-1　男，68岁，双耳图

手舌诊病案二：女，38岁。分析：①右手震位有横凹槽，这是慢性胃炎信息。观察其舌中，裂痕杂乱，胃镜检查结果显示为萎缩性胃炎。②右手感情线末尾，中指下方有明显大叉纹，这是提示家族有遗传性心脏病的信息（图6-6-2）。

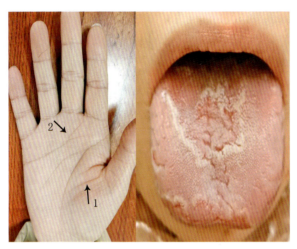

图6-6-2　女，38岁，手舌图

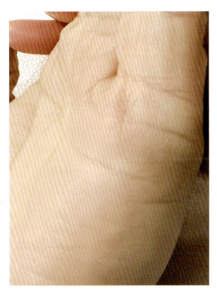

图6-6-3　男，36岁，左手图

手诊病案三：男，38岁。分析：①左手显示生殖功能较弱。②性线偏高且深刻明显又长，提示精子成活率低下，化验证实精子成活率只有正常值19％左右（图6-6-3）。

清代医学家赵濂曾说"医贵乎精，学贵乎博，识贵乎卓，心贵乎虚，业贵乎专，言贵乎显，法贵乎活，方贵乎纯，治贵乎巧，效贵乎捷"赵老师在此基础上又加了"德贵乎仁，字贵乎识，药贵乎优"。我愿遵从赵老师的这些准则，努力成为一名不图虚名、实事求是的真中医、实医。

内蒙古包头市青山区德济堂中医馆　中医师王瑞峰
于2024年1月23日晨起有感

七、手指背关节处皮肤增厚提示胆结石

2022年11月15日上午，西安益群中医门诊部。

某女，26岁，自述为中学教师。

她将手提小皮包往诊桌上面一放，说："我这几天胃很不舒服，隐隐作痛。"

我对她说："这个小包很精致呀。你挪一下，我给你看看手，把一下脉。"

"看样子您知道这个小包是什么品牌呀？好几千块钱呢。"她接话回答说。

"包再好看、再贵也没有你的健康值钱呀！"

"那当然了，身体是本钱呀。"她微笑了一下解释说。

我观察她脸色苍白，舌质淡，苔薄白，显得有气无力。于是对她说："你要忌口凉水果、凉菜、凉水等一切口感的凉的食物。"

"为什么呀？那人活着有什么意思呢？忌这忌那的。"

"寒凉伤脾胃呀！吃凉多了脸上就会长斑长痘，加上你有胆囊结石家族遗传史。"

"哎呀！你怎么知道我家里有胆囊结石遗传呀？这也太不可思议了吧？我奶、我姑、我爸都做过胆囊切除手术。"

"看你手背各指关节皮肤增厚的样子，就知道你有胆囊结石的信息了。"见该患者指背皮厚关节↑↓指示（图6-7-1）。

她低头用手相互捏了捏双手背关节增厚皮肤说："还真是的，我就说我这里皮肤为什么比以前厚了许多，不好看，可我胆囊3年前就切除了呀！咋还会有胆囊结

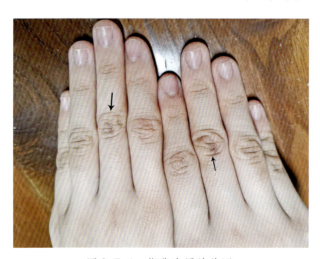

图 6-7-1　指背皮厚关节图

石呢？。"

"你胆囊切除了，胆总管也会有结石的概率呀，所以才让你忌口，注意生活饮食习惯。"

"从今往后我再也不胡吃海喝了，一定要忌口，胆囊结石病发作太痛苦了，怪不得我吃的东西不对，右背就时不时抽的难受。"见肝及胆囊和胆管示意图（图6-7-2）。

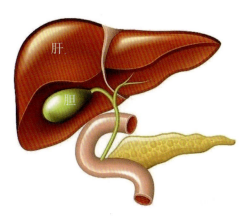

图 6-7-2　肝、胆囊、胆管示意图

"俗话说，病从口入，健康的生活方式，健康的生活行为比吃什么药治疗都重要。"

"胆囊结石病你怎么会看手背就发现了呢？这是什么道理呀？我原来一直认为看手诊病就是迷信，看来事实可以证明无端的猜测和想当然的推理是不正确的。没有深入的研究真的不能盲目下结论，乱给人戴帽子，凭自己的知识面武断就是不道德的了。"

"手背是人十二经脉中的手阳明大肠经、手少阳三焦经的循经路线，少阳病同胆囊疾病关系密切。再有胆囊切除之人，因胆汁失去了储藏之地，在肠道停留时间长了，就会产生各种菌邪变化作用，如果长期便秘，就有患大肠癌变的风险，所以要保持大便通畅。这就给临床手诊研究者提供了思路空间和实践重复验证机会。"

"你的这条看手背发现胆囊结石经验真的绝呀！一看便知，你可以把这些诊病经验写成书，给大家学习，别保守呀！。"

"绝算不上，起码你这个观察手背关节皮增厚的方法，到目前为止还没有公开资料提示出来供大家研究再实践。而看手背各关节皮肤出现褐色或乌黑色，提示胆囊炎信息，我以前的手诊书中给读者介绍过。"见女患者，26岁，指背关节褐色（图6-7-3）。

"都有哪些书？我买来学习学习，太神奇了，真的很实用，可以保健

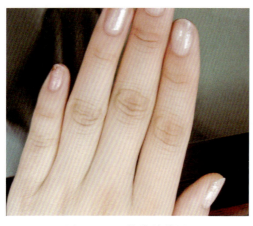

图 6-7-3　指背关节图

自己及家里人的健康，预防疾病啊！"

"其实，保持健康一点也不神奇，只要看书学习并对照就可以了。你可以到网络上搜索相关信息，或者去书店找一下有关这方面书籍资料，空闲的时候可以翻阅浏览。"

摘录《赵理明医师手面诊医话医案》杭凯

八、观手舌苔湿疹与幽门螺杆菌

2023年9月3日下午，我经手诊老师时锦介绍，与多年从事临床的高级康复理疗师田小花同事一同前往赵理明老师工作的中医门诊，见习手诊与面诊知识。

其中，有一个小伙子来看双下肢湿疹，他诉说这个病已经困扰他多年了，瘙痒发作时恨不得用刀子割破皮肤，也看过无数次医生，说他打听了好长时间才找到赵大夫的。赵老师观察了小伙子双下肢的皮肤病，对小伙子说，你这个湿疹有10年左右了吧？小伙子连忙点头确认。见下肢皮肤病（图6-8-1）。

当时，赵老师看了小伙子双手，指着掌纹说："你感情线走流入食中二指缝，手掌震位有凹槽，说明你长期消化不良（图6-8-2）。"观察舌苔白

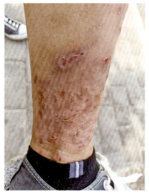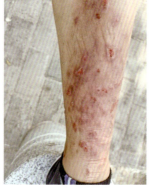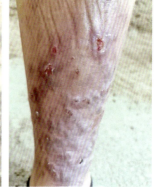

图 6-8-1　下肢湿疹图

腻，舌体胖大，说明他身体虚弱，体内湿气严重（图6-8-3）。

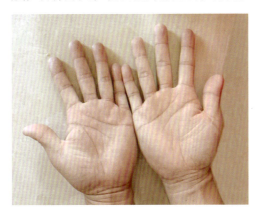

图6-8-2 双手掌图

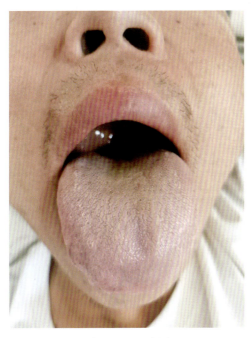

图6-8-3 舌图

赵老师对小伙子说："你明天上午尽快去医院检查一下幽门螺杆菌，医生会给你开四联疗法西药。"但小伙子表示想先开中药吃，然后再检查。赵老师见小伙子坚持要先吃药，又对小伙子说，你咋不听话呢！我不想让你白花一分钱！赵老师又说，这也是为了让在场的人都能听到："凡是反复发作的顽固性湿疹，久治不愈的，我在曾经出版的《一病多方快速诊疗法》和《常见皮肤病诊疗图谱》书中分别有专门提示说明（图6-8-4、图6-8-5）。"

9月4日上午，小伙子去某医院检查幽门螺杆菌，并把检查单及医院开的药处方发给了赵老师（图6-8-6、图6-8-7）。

9月7日下午，我专程骑电动车去赵老师上门诊的西安小寨藻露堂中医医院，问赵老师："皮肤病怎么会同幽门螺杆菌联系上了？"赵老师回答说："湿性黏滞。湿疹主要同脾脏有关。中医治疗湿疹以健脾燥湿为治则，方用半夏泻心汤、平胃散、五味消毒饮合方加减治疗。至于湿疹与幽门螺杆菌有关系，处处留心皆学问。医者也要向患者学习。十七八年前，记得有一个湿疹患者，来门诊无意中说他吃治疗胃酸的奥美拉唑一段时间后，多年湿疹竟然好了90%。由此，我就联想中医理论，门诊见到顽固性、反复性湿疹病，首先强烈建议检查幽门螺杆菌，结果往往都是阳性的。记得10年前，咸阳的王飞阳先生在山东出差时碰到一个领导是顽固性湿疹，他电话咨询我，我就让检查幽门螺杆菌。当时那人根本就半信半疑，但结果证明我说的非常准确。凡临床遇到顽固性湿疹，检查幽门螺杆菌的数据也为中医提供了科学依据，有力回击了那些认为中医即使治好病也是无凭无据，不科学的言论。

西安矿山路康复理疗师手诊学员　张燕妮随诊整理

顽固性湿疹，萆薢渗湿汤加苦参、黄连、连翘。顽固性湿疹是由于湿热胶黏在脾经，渗入肌肤。常常反复多年缠绵顽固难治。120克以上大量土茯苓对重症湿疹疗效佳。

另外，临床对顽固性湿疹治疗用药乏效者，可让患者去查幽门螺杆菌，如果有菌，必先治菌。

灭菌是加速医治顽固性湿疹的捷径。不要老在用激素药上打来回战，来维护皮损不加重。

- 婴儿湿疹，是与胎毒有关，为湿热引起，湿热舌苔腻或者黄腻，湿疹明显抓破后渗水，这是最大特点。用萆薢渗湿汤加减治之。
- 湿疹治疗方用五皮饮合杏苏散。

图 6-8-4　《一病多方快速诊疗法》文图

（三）注意事项

（1）患病时，勿食辛辣酒类食物。

（2）手掌部位患有急性湿疹时，勿过多水洗，避免接触洗洁净或洗衣粉之类，以防影响湿疹恶化加重。

（3）禁止用过热水烫洗皮损处。

（4）用药治疗湿疹乏效时，强烈建议积极去医院排除幽门螺杆菌。

图 6-8-5　《常见皮肤病诊疗图谱》文图

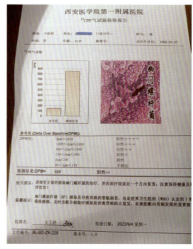

图 6-8-6　检查幽门螺杆菌检查单图

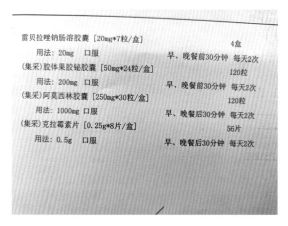

图 6-8-7　药处方图

九、观手纹识遗传性肾结石信息

近年来，中医文化的复兴与普及，使得观手望面知健康这一项传统技艺受到了人们的广泛关注。为了更深入地了解和学习这项技术，我于2018年秋季专程赴西安，参加了由陕西省健康管理行业促进会举办的赵理明医师手诊面诊科普培训班，通过系统的学习，我掌握了如何通过观察手面部阳性反应物及病理信息符号，来分析人体内潜在的健康预警信号。

回兰州后，我通过网络上购买了《望手诊病图解》和《望面诊病图解》等书籍，认真学习并实践，收获颇丰。在一次健康养生保健知识传播活动中，我正在给大家讲解观手望面的技巧时，旁边有位中年女士双手抱肘，摆出一副学者研究者的架势，话中带着讽刺的意味说："手只是反映手掌力量大小的，怎么能看出人体健康呢？"同五脏六腑有什么关系呢？围观的一位阿姨似乎对这位女士的话不满，为我打抱不平地批评道："夏虫不晓冬天冷，冰天雪地更不信，你给大伙儿接着看吧！"我便笑着说：科学都是有重复规律性的，一切都是源于日常的观察和领悟。话音刚落，那位女士随意伸出双手说："那你给我看看身体有什么毛病？"我看了她手一眼说，你双手纹杂乱，肯定畏寒怕冷，双手酸区瘪小，血压低，双手生命线均没有走到位，只走到三分之二处，提示你有家族遗传性泌尿系肾结石先兆信息。正给她看手比画说着，她突然舒展了双手，惊讶地说："服了服了！"你说我怕冷、低血压，我还半信半疑，说我有肾结石，我真的是有啊，我曾经因为肾结石发作都住院治疗过一次，我父亲也有肾结石病史。此时，她好奇地拉着周围几个人同她手对比看，又问："那该怎么预防呢？"肾结石发作太难受了，简直能要人命。此人，女，42岁，左右手掌（图6-9-1、图6-9-2）。

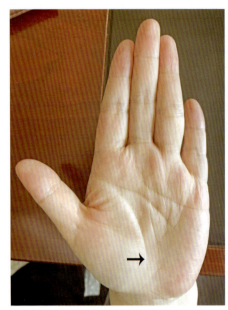
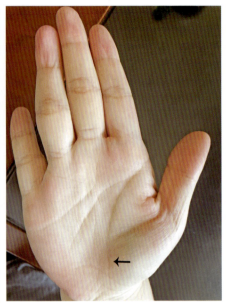

图 6-9-1　左手掌　　　　　　　　图 6-9-2　右手掌

我又给她建议道："平时可以少量饮用柠檬片泡水，这样可以有助于化解肾结石，减少或不发病，同时，晚上尽量不要吃含钙高的食物及牛奶类饮品，因为晚上小便次数少，尿液内含钙量就高，易诱发肾结石复发。"

通过几年的手面望诊知识学习与实践应用，我深深体会到，学会手面望诊技巧不但能观察人体健康，还能在社会公关交际中起到敲门砖的作用，让更多的人认可你、支持你、鼓励你！我虽然是学美术专业的科班出身，但热爱上了手面望诊之术。可以大胆地说，我现在不仅走到哪里看到哪里，而且还是手面望诊技术的探索者、研究者和传播者。

兰州市城关区火车站西路小区健康管理师　马洪飞雁

十、观手诊断呼吸道系统疾病病案实录

2023年11月11日下午（周六），下雪，天气寒冷。在西安雁塔小寨藻露堂中医医院。

我随赵老师门诊学习。在平日的学习中，赵老师总会反复对学生强调"望诊为四诊之首"，今日我真切体会到"望而知之谓之神"的深刻含义，颇有感触。

患者张某，女，28岁。进入诊室刚坐下，赵老师指着患者手掌说："你双手感情线呈锁链状，提示你自幼呼吸道系统易生病，右手掌中生命

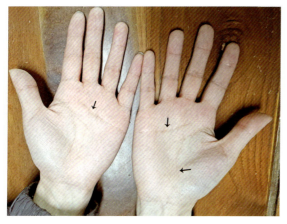

图 6-10-1　双手掌图

线下方有一小岛纹路，为子宫肌瘤的信号（图6-10-1）。"患者听后惊讶地说："是的是的，我就是从小容易咳嗽感冒。再帮我看看我还有什么问题。"赵老师观她的手指甲，发现十指指甲皮囊均有明显倒刺，以大拇指更为明显（图6-10-2），

并告诉身边学生："手上倒刺说明近期消化不良，是肠胃神经官能症的表现。"接着，赵老师又望着患者面部说："你平常是不是特别爱喝水？"患者闻言大惊："是的！我平常就是爱喝水，总感觉喝不够的样子，你咋知道的？"赵老师笑着说："这是你五官脸面特征告诉我的！"随后，他给跟诊学生解释："鼻子看上去特别大，与本人面部不成正比例，提示易患痔疮，且喜饮水（图6-10-3）。"望诊完毕后，患者对赵老师说："我这几天总是鼻子不舒服，还咳嗽，乏力。"赵老师通过舌诊、耳诊、目诊、脉诊综合分析后，开出了葛根汤合补中益气汤化裁加辛夷、苍耳子的药方。并嘱咐患者不要吃凉的食物，注意保暖。其中，葛根汤发汗解表、生津舒筋，合补中益气汤用于升发体内阳气，让阳气"动起来"，再加上辛夷、苍耳子两味药物散寒、通鼻窍、助阳益气解表来治疗。

我好奇地问老师，为什么鼻大之人易患痔疮，且喜饮水？他告诉我："轻易得到的答案容易忘记，只有自己从书上找到了答案或悟出了道理才不会忘记。"

我下班回家后，在赵老师编著的《中医古今诊法集萃》一书第一章第三节"鼻诊法"中获解了心中疑惑。"鼻大者，脏气有余……肺乃水上之

源……鼻大面小，主内不调，性懒惰……"

赵老师常建议我们熟读精读中医经典书籍，并反复强调"有诸内者必形之于外"的理念，望诊作为四诊合参中重要的一环，在随赵老师门诊学习的过程中屡次体现。临床望诊案例颇多，需要我们记录、收集和归纳学习，以便结合理法方药，更好地努力学习、勤于临床，善于总结。

西安雁塔小寨藻露堂中医医院青年中医师　田博文　门诊随诊整理

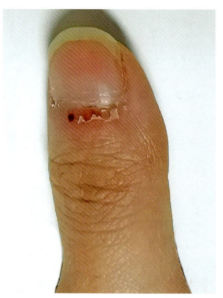
图 6-10-2　指甲图

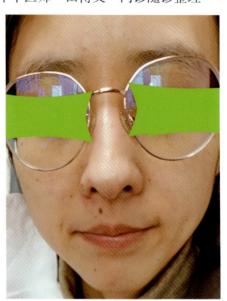
图 6-10-3　鼻子图

十一、观手诊断治胃痛一例

2021年1月5日（周二）上午，西安益群中医门诊部。某男，31岁。主诉：胃痛已持续大半年，曾先后前往多家医院就诊，并接受过胃镜等仪器检查，但未发现实质性病变，胃镜结果显示胃底有轻微溃疡，但持续性的疼痛已影响正常工作，也曾看过几位中医，胃痛仍未得到改善，中医们表示，这种持续性胃痛病临床较为少见。观舌质淡红，舌中间淡白苔，舌两侧色红明显。颜面色黄，体型瘦高，脉沉细弱。进行腹诊时，胃脘柔软无压痛。手诊双手十指甲无白色月眉，甲沟干裂有皮屑样，双手感情线均走流入食中二指缝内，全掌纹杂乱无章，摸、捏、压手掌肌肉松软明显无弹性，触摸双手冰凉。见手掌十指甲及全手掌图（图6-11-1、图6-11-2）。

综合诊断认为，患者属于典型的中气不足。胃气虚弱、气血差、郁滞于

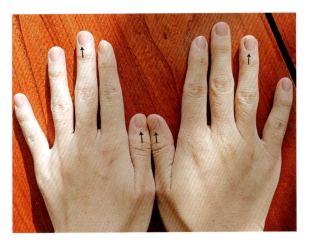

图 6-11-1　十指甲图

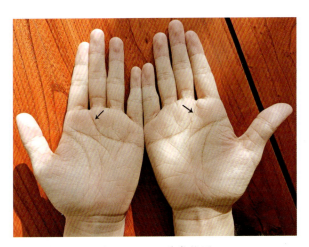

图 6-11-2　手掌纹图

中。处方：良附丸加炒白芍 30 克，治其标，同时合方配以补中益气汤扶正扶阳，治其本，7 剂，水煎服，每日 2 次。

1 月 10 日上午 8 时 08 分，患者发来微信表示："服药 3 剂后，胃就不痛了，但前天下午吃了汉堡，晚上也吃多了，胃又痛了。"

1 月 26 日下午 4 时 17 分，患者又发来微信说："我昨天吃了几块冰的素鸡，一碗凉饸饹和豆腐干，胃又开始痛了，我以为治好了，没事了。"便回复他微信："一定要忌口一切生冷食物。胃痛的治疗，调养大于用药。如果吃药不忌口，大夫再努力也无济于事。"

1月28日下午，患者来门诊复诊，主诉胃病已持续3天，无法上班。综合诊断后，仍以扶正扶阳为主，守上方3剂，水煎服。

体会：凡临床治疗胃病，要告知患者忌口。如果患者不遵医嘱，随意饮食，即使神仙也难以治愈。须知，冷食扰胃则痛又吐，寒射肺则咳又嗽。胃无过饱食，此乃养生金指标。

手诊小结按语：①双手掌感情线均走流入指缝内"∕⌒﹨"（图6-11-2箭头指向即感情线），这是长期慢性消化不良信息。②全掌纹杂乱无章，手掌肌肉松软明显无弹性（脾主肌肉），这是脾胃消化功能弱的信息。③双手十指甲无白色月眉"↑↑"（图6-11-1箭头指向即甲沟微干裂），这是消化不良严重报警信息。

摘录《赵理明医师手面诊医话医案》杭凯

十二、观小儿头发手纹诊消化不良信息

在星期五下午一次手面诊健康知识讲座中间休息时，一位年轻的女性带着自己4岁的小男孩，让赵老师给看看。

赵老师边看小孩边给孩子的母亲和围观的学员解释：小儿头发成行，像麦穗一样一绺一绺的抱团（图6-12-1）；双手掌感情线又走流入食中二指缝内（图6-12-2），这是长期消化不良的表现，加上舌苔黄厚（图6-12-3），说明胃中有积食。孩子母亲连忙说是，这孩子确实经常生病。

赵老师又说，孩子要忌口生冷，不要过饥或过饱。孩子母亲接过话茬说，这孩子就是闹腾，管不住嘴！平时就爱吃冷饮，我们常给他吃帮助消化的药。还有就是网络上有个带货的专家讲，给孩子天天吃炒麦芽、炒谷芽、炒神曲、焦山楂，说这几个就是中药的"神仙"，熬水饮用能让孩子消化更强盛，但还是不行啊，有时积食还发烧呢！

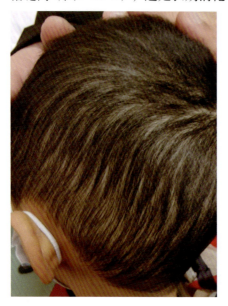

图 6-12-1　头发图

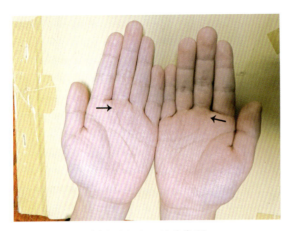

图 6-12-2　双手掌图

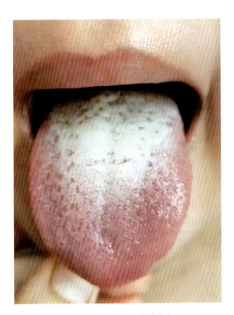

图 6-12-3　舌头图

赵老师笑了笑，又说："常言道：'要想孩儿安，三分饥和寒'。花是浇死的，鱼是撑死的，孩子是喂病的。你管不住孩子的嘴，盲从崇拜网红说的，吃再多"神仙药"也不行啊！甚至给孩子体内装个食用粉碎机，也会引起发热、出故障的啊！孩子脾胃娇嫩，又自觉性差，不能由孩子的性子成天无节制性的乱吃，那样的话，成年人的胃也承受不了。过度溺爱孩子反而会影响孩子的健康成长！网红专家只顾带货卖药，没有讲注意事项和养胃方法。中医讲："脾胃一伤，百病由生，饮食自倍，脾胃乃伤。养生要从娃娃时期抓起才对，须知病从口入，要戒之……"

西安市碑林区本立职业技能培训学校副校长　张超　营养师　现场随诊整理

十三、广州从化手面诊网络学员案例分析

在手面诊学习的这段时间里，我收获颇多。一路走来，我不断成长，心中充满了感恩。感恩赵理明老师引领我进入手面诊学习的大家庭，为我们搭建了这个充满大爱的手面诊学习交流群平台。同时，也感恩群内余懿峰班长每天的细心、耐心带领大家学习、解答和分析，感恩我所遇到的所有优秀的人，没有他们，我走不到今天。

在中医基础理论的学习中，我对手面诊产生了浓厚的兴趣和学习动机，手面诊是一门历史悠久的诊断学科。在东西方医学中都可以找到其研究痕迹和成果，手诊在当代已经成为专门的学科，并被广泛应用于生活中。手诊通过观察人体手的纹路、形态、变化及规律等方式，对人体健康状况作出判断，是一种有效的防治手段。

在网络上学习手面诊知识时，我有幸结识了赵老师，他发表的手面诊相关文章，为我打开了新天地，让我对手面诊学习有了系统化、科学化的了解，为日后手诊实战打下了坚实的基础。经过这几个月的学习和实战，在赵老师和班长的鼓励与帮助下，我从"零"开始，逐渐取得了小有成就的成果，这主要得益于赵老师总结提炼的手诊学习方法，使学习变得简单化、易学易懂。我不仅学会了如何看手面诊，还学会了许多做人做事、与人沟通的技巧，深感受益良多，通过手面诊学习，我接触到了全国各地各个行业的优秀从业者，越优秀的人越努力，越努力的人越优秀。通过学习，我的自身能力得到了很大的提升，这种提升是各方面的，其中最主要的是对手面诊知识的系统掌握与相关实践经验的不断累积。

学习手面诊离不开中医基础理论知识的积累和实践案例的分析，我也慢慢形成了自己的学习模式，即将学习与实践相结合，先从家人、朋友、亲戚开始练习分析，同时，在手面诊学习群里找老师同大家验证，改正不足，总结经验。久而久之，必然能够熟掌握，达到得心应手的程度。

在进行人文健康分析时，应从观察对象主体出发，由整体到局部，慢慢延伸到个人性格、气质、待人及社会交往等各方面。

案例分析一：女，58岁，2021年12月29日，星期三（图6-13-1、图6-13-2）。

人文健康分析：

（1）追求完美（双手智慧线与感情线平行状）。

（2）口才好（双手大拇指第二指节掌面有一条明显的横纹，为口才线）。

（3）执着（双手智慧线平直而长）。

（4）富有特征左手有标准的命运线，且双手均有两条平行的太阳线。

（5）若双手大拇指第二指节掌面皮下有结节并伴有压痛感，这可能是甲状腺结节的潜在信号。

（6）左手生命线下段线上若出现小岛纹，这可能暗示着子宫肌瘤的可能性。

反馈：这位女士是我朋友长期调理的一位客人，当收到手诊分析后，她的先生惊叹道："太准啦，真的好神奇啊！"她本人也非常开心。后来，我朋友告诉我，她的丈夫是一位经济实力雄厚的企业老板，而且他们的两个儿子生意也是兴隆发达。

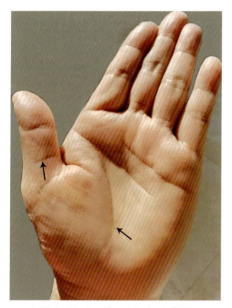
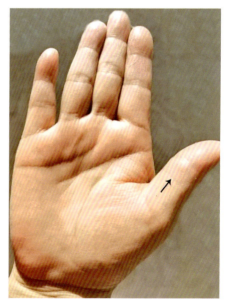

图 6-13-1　女，58 左手掌图　　　　图 6-13-2　女，58 右手掌图

案例分析二：男，52岁，2022年2月9日上午就诊。职业为某企业董事长（图6-13-3）。

（1）双手掌均是通贯掌，此特征提示患者可能有头痛倾向。

（2）双手掌均有肝损伤线，这些线条可能由长期饮酒或吃药伤肝所引起。

（3）双手掌有明显太阳线，这一特征可能暗示着患者长期工作而导致颈椎增生的信息。

广州从化手面诊网络学员　陈咏儿

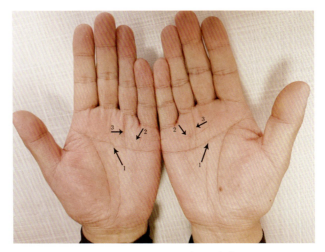

图 6-13-3　男，52 岁双手掌图

十四、李承博专业讲师的手诊故事

我在公共营养师、健康管理师、配餐员、育婴师等培训机构的讲台上，已经站了整整16个年头。我的学员遍布全国各地，同时，我也长期为企业做健康科普讲座，为企业提供高端客户健康咨询服务，积累了丰富的实践经验。

接触手面望诊之术也有10多年了。在书城里，偶然间看到由辽宁科学技术出版社出版的《望手诊病图解》和《手诊快速入门》两本书，翻看后，感觉实用、易学、易掌握，就买来准备好好学习。经过一段时间学习后，我就给大家看手诊，结果看得比较准确，被同事们戏称为"半仙"。从此，我对手诊的感觉，从单纯好奇感兴趣，转为喜爱和执着。我的手诊技术全部得益于赵老师的手诊书，以及同他无数次的交流学习。

2006年春节期间，我与多年不见的高中同学聚会。我主动给大家看手诊，让大家了解一下自己健康状况。当我看一位男同学手时，发现他手背有褐色斑点，右手掌食指下掌面有个明显"米"字形杂纹理符号，就说："你是不是做过胆囊结石手术？"他立刻撩起衣服让大家看做完胆囊结石手术的伤痕。竖着大拇指说："你这家伙神了。"这下，在场同学都围过来让我给看手诊，有的将信将疑，有的赞不绝口，有的若有所思，还有的欲言又止。另一女同学伸手让我看她手，看了她人中，双手生殖线性线部位，随口说："你怀孕比较困难"，她瞬间含泪，几乎流出来，旁边她的闺蜜也是我同学，吃惊地问我："你是不是知道了点啥？"经过这位闺蜜的一番解释：原来她结婚几年，一直怀不上孩子。正因此跟老公闹离婚。这件事之后，我成了亲友圈子里的"手诊大师"。从那以后，只要是亲朋好友相聚，让我看一看手诊，就成了一个必不可少的保留项目。

这些年里，我与赵老师的交流日益频繁，他对我来说亦师亦友。在人生中给了我很多指引和帮助。在手面诊知识上，他也倾囊相授，教会了我很多。

下面就列举我看手诊的两个实例，供大家共同学习。

病案一：男，13岁。分析：①双手方庭狭窄，并有"十"字纹，这通常表明心脏二尖瓣狭窄，可能伴有心律不齐、心悸，这个孩子上楼或跑步都不能太快，快了就会心慌气短。②双手生命线均走到三分之二处消失，为家族有遗传性肾结石史。③双手食中指下掌面有杂乱竖干扰线，这是慢性支气管炎的征兆（图6-14-1）。分析完后，孩子母亲连连点头，表示我的判断与孩子的实际情况完全吻合。

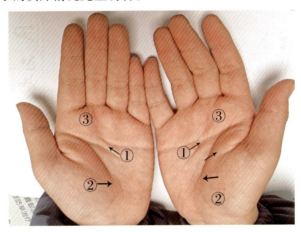

图6-14-1　男，13岁，双手掌图

病案二：女，30岁。分析：①双手掌生命线浮浅，感情线呈锁链状，说明该女性体质差，幼年易感冒。双手掌纹杂乱也表明她耐寒能力差。②双手掌小指下感情线上均有肝损伤线，且左手肝损伤线上有岛纹符号↓，提示长期吃药或饮酒过度而导致所致肝损伤（图6-14-2）。分析完后，她说她自幼身体差，易感冒，长期吃药，而且最爱喝酒，酒量也很大，常常是不醉不归。

西安市碑林区　李承博　营养师

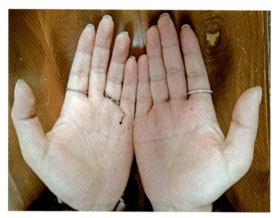

图 6-14-2　女，30 岁，双手掌图

十五、门诊手诊慢性气管炎两则病例实录

2023年11月7日（周二）上午益群中医门诊。

病例一：张某，男，29岁。患者刚坐下，赵医生观察其手指甲说："你全手指甲大而明显，超过了你各指甲节的二分之一（图6-15-1），这说明你从幼年起就有习惯性咳嗽。"小伙子笑了一下说，是的是的，我从小就咳嗽，一直持续到现在，说着，就连续咳嗽了好几声，感叹："看手就知道病情，好神奇啊"，我今天就是来找赵医生来看咳嗽的，因为这几天感冒了，咳嗽加重了。

赵医生观手面、舌诊、耳诊、目诊、问诊和脉诊。综合分析后，他开出了处方：射干麻黄汤合金沸散加炒枳壳。并叮嘱小伙子："要注意身体，保护身体比用药更重要，你要随气温变化注意增添衣服，保护好颈椎和背部不要受凉，特别是颈前的凹陷（图6-15-2）天突穴处，以防受凉诱发咳嗽，同时，不要吃一切凉食物。因为寒凉食物会刺激食管，而食管同肺相邻必会受寒凉干扰，中医上讲，寒饮入胃，能通过手太阴肺经引寒入肺，此经起于中焦胃部，寒邪传入肺中，引起肺气上逆而咳嗽，形寒饮冷则伤肺。"西医认为，吃寒凉食物会引起气管痉挛而致咳嗽。接着，赵医生又告诉小伙子："病从颈生，治病从颈，颈椎乃百病之源，你有慢性支气管炎还穿这么单薄？"

诊毕，我好奇地问赵医生："为什么一个人手指甲大而明显，就诊断是肺咳嗽方面疾病呢？"这是道理？赵医生解释说：肺为五脏之天，主一

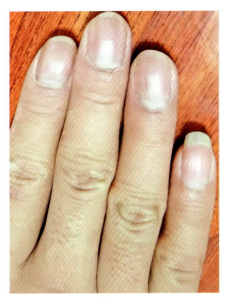

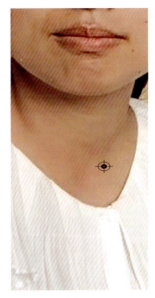

图 6-15-1　手指甲图，男，29 岁　　　图 6-15-2　天突穴图

身之气，咳嗽时，气被逼迫使向外行走，到达十指末端时就无路可走了，久而久之，指甲及指端就会因为气的积聚而逐渐增大，这也正是医界常说的百日咳鼓槌样手指的形成原因。

病例二：赵某，女，60 岁，体型较胖。自述为退休教师。患者一坐下，便伸出右手往桌子上一摆，赵医生问她："你怎么了？患者说，你看我怎么了？有什么病，你把脉看看啊？"

赵医生说："你患有慢性支气管炎和栓塞性肺气肿。没等赵医生说完，患者惊讶地说，哎呀，你没有把脉也没有问，怎么知道我的病呀？我就是来看咳嗽的，又问，你大夫一看怎么知道我肺有问题呢？"

赵医生微笑着对患者说："来看病不要抱着来考医生的心态，那样是对自己的身体健康不负责任，中医讲究是望闻问切四诊合参，通过综合分析来诊治疾病，医生不是活佛，技术再高明也同仪器分析一样有他的局限性。"

赵医生指着她的双手食、中指下掌面处说，你手这里肺反射区有明显的竖干扰纹路（图 6-15-3），耳垂上方有明显肿肥大（图 6-15-4）。通过望诊就可以发现你有肺气肿、慢性支气管炎疾病信息。

经过赵医生给综合诊断分析后，他开出了桂枝加厚朴杏仁汤合射干麻黄汤加减化裁的方子进行治疗。同时，并嘱咐患者如何注意饮食穿衣保健。并告知她：肺主皮毛，寒邪外侵，可引起卫外之阳受阻，导致肺气失于宣降，从而引发咳嗽等症状。

西安雁塔益群中医门诊部　雷梦男中医师跟诊整理

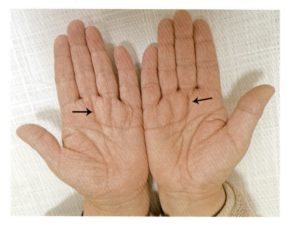

图 6-15-3　双手图，女，60 岁

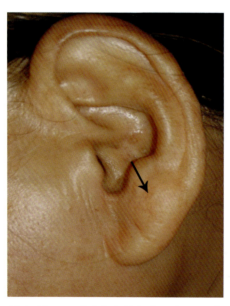

图 6-15-4　耳垂上方肿肥大，女，60 岁

十六、内科诊疗得益于手面诊体会

我从事于西医临床工作已二十余年，诊所的患者大多来自于基层，其中许多都是我熟悉的面孔，我一直以来想用最经济实惠的诊疗技术，更好地为老百姓服务。

有幸读到赵理明医师编著的手诊面诊书籍，至今已有十多年的时间，虽然没有机会亲自跟随赵老师门诊学习，但通过闲暇时间的反复阅读，以及通过电话和微信的交流学习，我掌握了不少中医望诊的知识。我将分享几个印象深刻的病例。

六年前的一个冬月，有一位六十多岁的女患者，身躯较胖，感觉身体不适，但明显不是普通的着凉感冒，她去了乡镇卫生院接受了一周的输液治疗，却未见任何好转。后来，她来我诊所给孙子买帮助消化的药时，

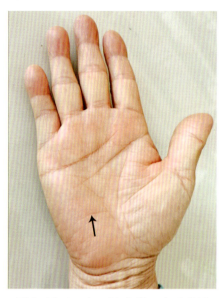

图 6-16-1　女，60 多岁，右手掌图

她向我诉说了治病的经过和效果，在交谈中，我观察她手指腹全是红色，手掌月丘有明显的放纵线（图6-16-1），根据她叙述的症状，我建议她去医院查血糖，第二天，她去人民医院，并被确诊为2型糖尿病，她对我的感激之情溢于言表，而这个病例，也让我对学习手诊面诊的信心也更加坚定。

有一次，一位37岁的男性，体型也不胖，来到诊所诉说他头晕，要求测量血压，我问诊后得知，他有长时间熬夜的不良习惯，我手诊发现他的双手掌酸区明显肥大，脸色暗红（图6-16-2），我告诉他有高血压、高血脂，并建议他忌口，勿贪肥厚食物，改变不良生活习惯，过了几天后，他拿了医院检查单，结果显示确实患有高血压、高血脂，那个患者当时愣愣地望着我说："你不用化验，就知道我是高血压、高血脂了？"我笑了笑说："我是从望诊看到的病症信息"，他高兴地说："多亏你的提醒，我当时还半信半疑，我家里老人都有高血压、高血脂。"我说："你现

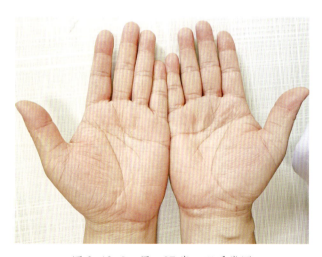

图 6-16-2　男，37 岁，双手掌图

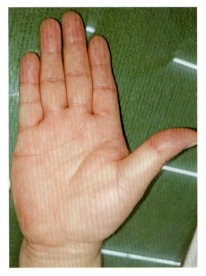

图 6-16-3　男，30 岁，右手掌图

在还年轻，改变不良的生活习惯和饮食习惯，适当运动，高血脂是可以改善的。

还有一次，一位 30 岁的男性，他感觉头脑不清醒，让我来测一下血压，刚 30 岁就低压偏高了，我同样仔细看了他的手纹和手指的皮肤颜色（图 6-16-3），并询问了他的家族史，我说你不用去医院做检查，只需早上起来坚持锻炼、控制体重，并服用一些降血脂的药物。一个月后，他高兴地来到诊所告诉我，吃了你开的药，我感觉头脑轻松多了。

一个星期天下午去超市购物，一位中年女性拉住我说："韩大夫，你看病真的很好，在我们小区已经很有名气了。"您给人治病，花费还少，说着，她让我给她嫂子看手诊，我一看她嫂子指甲皮带宽，右手中指甲皮带有裂纹起倒刺（图 6-16-4），就对她说："你最近不注意饮食，胃病复发了吧？"她嫂子大吃一惊说：真神啊！咋一看手就知道我胃病复发了啊！原来她不忌口，吃了一个冰西红柿和凉苹果。她还说自己正在吃医院开的治疗慢性胃炎的药。

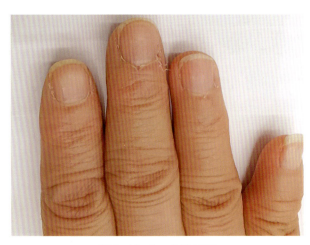

图 6-16-4　手指甲图

实话说，现在只要有人来诊所就诊，我都会综合运用手诊、面诊、耳诊、目诊、腹诊、脉诊等多种诊断方法。这样对我的临床诊治总会有新的收获和帮助，患者的反馈总会给我带来惊喜。

对于手诊面诊的学习，我从基础开始逐步深入，并取得了显著的进步，在未来的临床工作当中，我还会将其应用到儿科、妇科等多个领域，让患者在我的诊所尽量花最少的钱，得到最大的益处，这就是我的心愿。

陕西省扶风县西府古镇东门韩菊红内科诊所主治医师　韩菊红

十七、手面望诊技术给我工作及健康带来了极大帮助

我叫张骞，重庆人，是一位健康管理师，现供职于四川厚朴生物科技有限公司，由于我母亲怀我时遭遇了一些波折，我提前来到这个世界，因此我从小体弱多病，经常打针吃药，在我成长过程中，我有幸得到了乡里土医生的指点，对中医产生了浓厚的兴趣，并逐步积累了一些基础知识。

2015年，在重庆江北新华书店里，我偶然看到了赵理明老师编著的手诊面诊书，迅速购买并仔细阅读。结合我之前所学的中医知识，我发现书中的内容特别实用，而且准确率很高！我开始大胆地在朋友和客户中实践，通过手诊我也结识了很多客户，结交了很多的朋友！去年，我参加县里举办的创业人员新春座谈会，坐在我边上的县工商联党组书记，我为他手诊，我第一句就说他关节有问题，要注意膝盖痛，他回答我说，当年他在镇上当书记的时候，下山的时候突然伤着了膝盖，从此落下这个病根！今年的12月，一位客户拍照请我给他手诊，我看他生命线中间有断裂，便提醒他要注意脑血管疾病，他告诉我，前几天在重庆的地铁上已经晕过去一次，现在正接受中医治疗，并被诊断为脑梗死。

我深感赵老师所传授的手面望诊之术的便捷和高效，它不仅能为人们的健康提供帮助，还能减少去医院进行不必要的检查费用。

感谢赵老师的长期指导学习，我会继续努力，用心学习手诊、面诊，为自己和身边的有缘人的健康护航。

下面举几则实践病案以供大家学习，也算是对手面诊的传播做点贡献！

病案一：女，74岁。分析：患者眼睛无神，呈现出抑郁状态，鼻尖呈现红色，询问得知，患者家庭近期遭遇重大精神打击——其小儿子在一个

月前因车祸去世（图6-17-1）。

病案二：男，45岁。分析：①孙思邈曰："便难之人，其面多晦"，为宿便脸色。其人说他就是受便秘苦恼所常常折磨。②《望面诊病图解》书上说，他的口小，为生殖器包皮信息。他表示正准备去进行包皮手术（图6-17-2）。

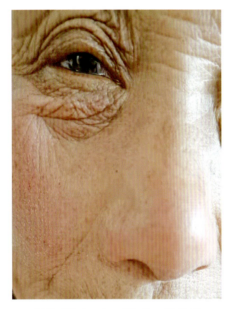

图6-17-1　女，74岁，面貌图

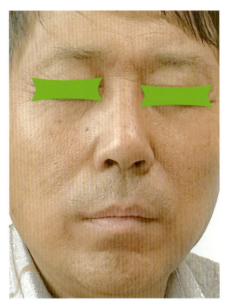

图6-17-2　男，45岁，面貌图

病案三：男，19岁。分析：左手掌非健康线上有岛纹，提示可能存在肝囊肿。后经医院检查证实（图6-17-3）。

病案四：女，43岁。分析：左手掌生命线下方线上有小岛纹，提示可能存在子宫肌瘤（图6-17-4）。

病案五：男，53岁。手指甲呈贝壳状，为长期咳嗽所致。他自述自幼咳嗽，曾多次住院治疗（图6-17-5）。

成都健康管理师　张骞整理

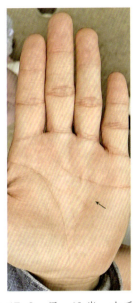

图 6-17-3　男，19 岁，左手掌图

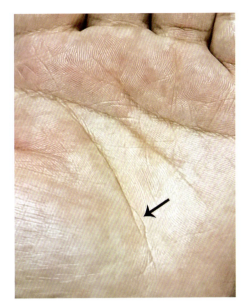

图 6-17-4　女，43 岁，左手掌图

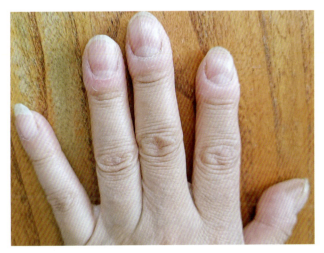

图 6-17-5　女，43 岁，左手掌图

十八、手面望诊技术拓宽了我的患者群

10 多年前，在一次手面诊讲座培训班上，我结识了赵理明老师。

刚接触手面诊时，我便觉得它十分神奇，后来，我多次跟随赵老师门诊学习手面诊临床知识，更是受益匪浅。每次与同学或朋友聊天时，我都能感受手面诊的魅力。

中医治病，首先要解决的就是医者和患者之间的信任问题。举个例子，我曾遇到一个熟人，他见谁都不服气，总是轻易否定别人，一次遇见他，我说他最近胆囊有问题，他惊讶地问我怎么知道。我说是你告诉我的呀，他还不相信，他说我怎么告诉你的，我又没有说什么，我给他解释以后，他说，看来中医的"望而知之谓之神"的确神奇。

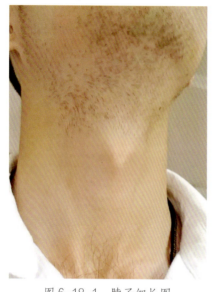

图 6-18-1　脖子细长图

还有一次，我与一个同学吃饭，聊到手面诊时，他对我说："大家都说你看手诊很厉害，都叫你刘一手，那你给我看看？"他把手伸了过来，我瞄了一眼说："你脖子细长，可能消化不良（图6-18-1），双手呈方形，右手食指下巽位有↓"十"字符号（图6-18-2），这可能预示着遗传性胆囊结石，你双手生命线内侧酸区掌面肥大，可能有遗传高血压病史，他说长消化不良确实存在，家中也有高血压病史，但胆囊结石不会有吧？"我说你可以到医院排除一下。结果检查跟我说的一样，他才相信并佩服我。后来，他还给我推荐给了好几个专家。

再举一个例子，我跟一个校长聊天时，注意到他人中有一块小青红斑

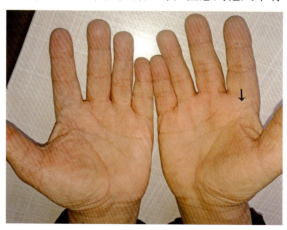

图 6-18-2　双方形手图

（图6-18-3），我对他说："你可能患有尿管结石，会引发腰痛，我又看了他双手说，发现左手智慧线延伸至手掌月丘↙，这表明你是个爱钻牛角尖的人（图6-18-4），你手掌方庭又有贯桥线↖，这提醒你需要注意防冠心病发生，他说他就是爱钻牛角尖，并且在体检时也发现有心脏方面疾病的先兆，但腰痛并没有感觉。"大概一周左右，他正开车着，突然间腰痛难忍，就停在路边给我打电话求助，自己腰疼得受不了，从车上下来都困难。

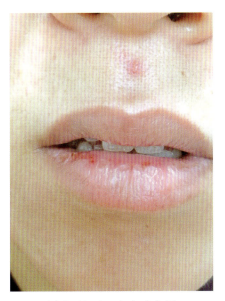

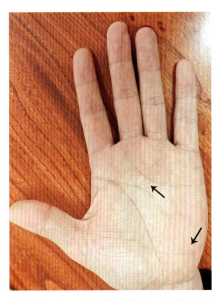

图 6-18-3　人中青斑图　　　　图 6-18-4　左手掌智慧线. 贯桥线图

　　见面后，我运用我的"刘三针"技法给他轻松针刺了几下，他立即感觉到腰痛有所缓解，他十分佩服我，我说我是从你的人中、手掌阳性反应物信息中看出问题的。后来，他又给我介绍了许多患者来门诊找我观手面看健康及治疗。

　　感谢手面诊这项技术，它拓宽了我的患者群。我将继续弘扬手面望诊之术，努力使其发扬光大，更好地为临床服务！

　　西安市莲湖区天颐堂中医医院主治中医师　刘云

十九、手面望诊之术对我临床的帮助

　　20多年前，我通过《实用掌纹诊病技术》一书结识了赵老师，从此，对手诊很感兴趣，后来，在书城又看到了他编写的《望手诊病图解》及《望面诊病图解》等著作。从书中我学会了很多以前曾未掌握的知识和技术，便给赵老师打电话说希望继续学习，正巧赵老师说过几天他去北京讲课，我马上向科室请假，于2004年8月6日赴北京参加手面诊学习，在培训面授班上，我的望诊诊疗技术得到了进一步的提升。

此后，我在实际工作中经常结合望诊给患者诊疗，并取得了显著的效果。有一次，我去村里参加酒席，一桌人相互聊天，有人知道我是医院的医生，便问我能否看出他有什么病。我马上回答他说，你经常咳嗽，他惊讶不已，急忙调换座位到我身边追问原因，我笑着回答看出来的呀。因为你指甲的面积明显大于本指节二分之一以上。

在门诊上班时，我每天为患者号脉。有一次，我对一个青年女患者说："你性格急躁，易发火，且常常妇科白带多，要注意调节，"她问我说："你怎么知道我爱着急还急躁？"我指着她手掌告诉她说："你手掌三大主线呈现大川字形纹。"

在另一个酒局饭桌上，我看了个大哥的手相后对他说，你血压高！那个人很惊奇地问到，哥们你怎么知道呀？我说你印堂两个竖纹，脸色偏红，且双手掌酸区又肥大。这类例子很多很多，总之，赵老师的望诊对我帮助很大。我希望更多的医生学会这项技术，以便更好地服务广大患者。

下面，我分析临床四则病案，供大家学习参考：

病案一：女，45岁。分析：左手掌无名指下方庭有树叶状岛纹相切于感情线和智慧线，提示有乳腺增生病史信息（图6-19-1）。

病案二：男，5岁。分析：左手掌食中指下掌面有明显方形纹符号，提示鼻炎严重。家长主诉孩子稍一受凉就鼻塞难受，几乎用口呼吸（图6-19-2）。

病案三：女，39岁。分析：①右手掌食指下巽位有"田"字符号。提示胆囊结石信息。②右手掌智慧线上有小方形干扰纹，提示有脑受伤史及头痛信息（图6-19-3）。

病案四：女，41岁。分析：左手掌无名指下感情线有中断迹象，提示此人在先天娘胎内缺氧所致（图6-19-4）。

病案五：男，52岁。分析：①手掌酸区肥大，提示高血压信息。②非健康线上有岛纹，提示肝囊肿信息（图6-19-5）。

河北省霸州市廊坊第四医院中医科　郭长义医师

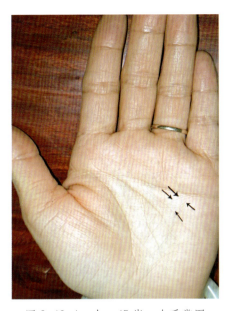

图 6-19-1　女，45岁，左手掌图

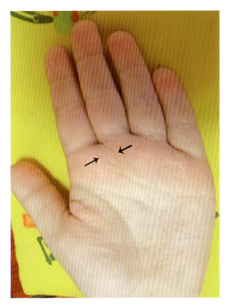

图 6-19-2　男，5岁，左手掌图

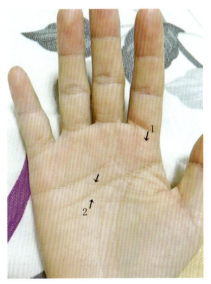

图 6-19-3　女，39岁，右手掌图

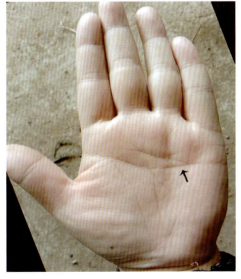

图 6-19-4　女，41岁，左手掌图

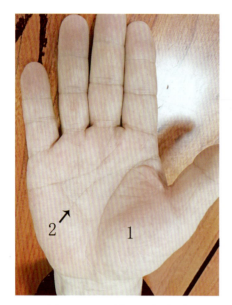

图 6-19-5 男，52 肝囊肿

二十、手面望诊之术快捷、精准且易学

我叫魏思维，生于西安，家住小寨东路，是一名中医执业医师。现于陕西中医药大学攻读全日制硕士研究生。

7年前，我在西安雁塔藻露堂中医医院与赵理明老中医结识，并被他的手面诊诊病方法所吸引，后跟随赵老师学习手面诊长达4年之久。白天在门诊，我一边给先生抄方，一边学习他所传授之手面诊的诊病技巧，晚上则回家整理门诊临床学习笔记。

起初，我对手面诊认识不足，后来经赵老师指导，我才知手诊面诊源于古典医学，属于中医望诊的范畴。在刚接触手面诊时，我总是持有怀疑态度，经过无数次跟诊，我已被手面诊这种诊疗模式的精准性深深所折服。

赵老师在传授我手面诊时，为了使我能快速掌握这门技术，常用简单易懂、口语化的语言解释。每次患者来时，他都会耐心且细致地讲解，比如："你看这个患者，她双手感情线流入食中二指缝隙，表明患者长期消化不良。你再看她的右手，智慧线与感情线之间的方庭处有明显的'十'字纹，提示她有心律失常……"此外，赵老师还让我一定要悉知手掌同人体的各个脏腑反射区划分的位置。

赵老师还告诉我，上身肥胖、臀部及下肢细瘦身材之人，多为患糖尿病体型，这种人饮食一定要节制，要注重有效方法的锻炼。这时，我联想到我母亲。她正是这种体型，且家族中有糖尿病病史。因此，我建议母亲在饮食上清淡少盐，并保证每周2~3次的有效锻炼。截至目前，我母亲依然谨记曾经先生的嘱托。经过日积月累的学习，我已经掌握了百余种疾病的诊断与治疗方法。我经常将此法运用于临床诊断，这种方法不仅诊断快捷、精准，更重要的是易学。赵理明老中医曾多次赠予我中医书籍及望手面诊相关书籍并经常鼓励我多读书，重视经典，阅时方……

2019年12月的某一天，我告知赵老师我想读研，先生一听十分欣慰，并鼓励说只要努力到了，一定能实现。于是在赵老师的建议下，我毅然决定辞职，选择在家备战考研。在2021年4月，我考上了陕西中医药大学全日制硕士研究生，继续我的求学之路。在此期间，每当遇到有不懂的病证或者想与先生继续探讨医学相关问题时，赵老师依旧不厌其烦，十分耐心地为我一一解答！

下面介绍几则我临床望手面诊法病案，与读者分享：

病案一：男，23岁。分析：右耳垂根部有小凹陷坑，提示低血压信息（图6-20-1）。

病案二：男，36岁。分析：左耳舟颈椎反射区有明显肉结，提示颈椎增生病信息（图6-20-2）。

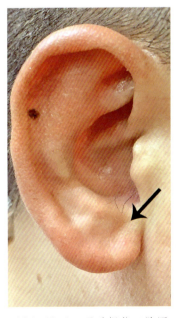
图 6-20-1　耳垂根位凹陷图

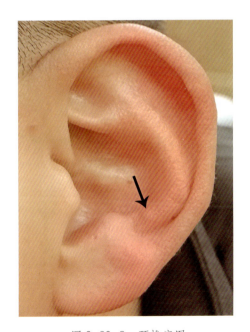
图 6-20-2　颈椎病图

病案三：女，34岁。分析：左耳朵三角区呈现红色，提示可能为月经来临前信息（图6-20-3）。

病案四：男，19岁。分析：①左手生命线到三分之二处消失，可能表明家族有遗传性肾结石病史。②无名指下感情线上出现倒"∞"字纹，这可能预示着高度近视眼信息，此人眼近视度数达600度（图6-20-4）。

病案五：男，36岁。分析：①双手掌拇指短，可能表明先天性心脏功能弱。②食指与中指下掌面有杂乱竖干扰线，为慢性气管炎信息（图6-20-5）。

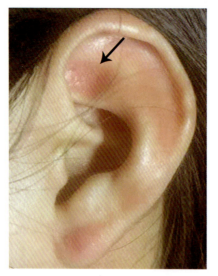

图6-20-3　月经前兆图

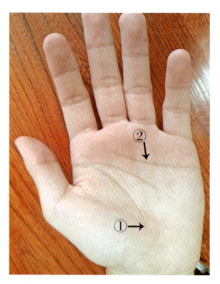

图6-20-4　男，19岁，左手掌图

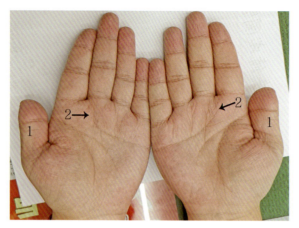

图6-20-5　男，36岁，双手掌图

病案六：男，46岁。分析：右手掌震位皮下有气鼓样，伴有胀感，这可能提示为胃奔豚病信息（图6-20-6）。

病案七：男，57岁。分析：左手掌地丘处位置存在较大白色鼓包，建议高度防范直肠或大肠肿瘤的发生（图6-20-7）。

陕西中医药大学在读研究生　魏思维

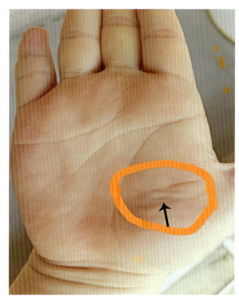 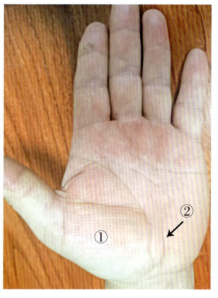

图 6-20-6　男，46岁，奔豚气病图　　　图 6-20-7　男，50，防直肠肿瘤图

二十一、手面望诊之术使我获得了顾客的赞美

我是一名中医食疗调理师，新疆女孩，名叫徐璐。2013年，我经营着一家食疗养生店。随着人们的养生意识不断提高，店面经营生意还算不错，但作为一名食疗健康调理师，我深知，除了专业的食疗搭配知识外，如果能够通过舌诊、手面诊等简捷诊断方法为客户更精准地配食疗粉，实现治未病的目标，那将是最理想的境界。

我听说通过手诊面诊可以提前发现身体的健康问题，对未发生的疾病有预知性，这不正是我工作所需要的知识吗？于是，我开始查询手诊面诊方面的老师。由于当时网络并不发达，我在百度上查阅了很多关于手面诊的培训信息。也许是缘分使然，我查到了赵理明老师编著的手面诊书籍，当晚兴奋不已，我是个急性子，第二天就跟老公商量，随后我们订了机票赶往西安。在西安小寨藻露堂中医医院见面时，赵老师只看了我的耳朵一下，便准确地说出了我身体存在的问题。在跟随老师门诊学习的期间，每当遇到患者，老师都会让我们一边看一边听讲解，患者离开后，只要有空闲时间，老师便耐心给我们讲解如何快速入手，如何看出患者病症信息。

回到新疆后，遇到客户来店调理身体，我首先会给客户手诊和面诊。虽然开始时我的手诊并不那么精准，但我知道实践是学习最好的方式。白天，我会给客户看手面诊，并搭配适合的食疗粉；晚上回家后，我再总结手面诊知识，反复学习实践。手诊也备受客户的欢迎，顾客传顾客，我的店铺业务也翻倍增长。比如，有一次遇到一个女性顾客，我说她有卵巢囊肿的迹象，她惊叹的目光至今我还记得，她说："你怎么看出来的啊？"太神了！我给她配了养肝疏肝的食疗粉，她也给我介绍了不少顾客。手面望诊之术真的能跟客户建立最佳的信任度。每次被客户认可我的手面诊结果时，我感觉好幸福，同时使我对望诊之术更加有兴趣。

转眼过去10年了，我每天都会坚持白天工作，晚上看书学习，并时不时与老师组建的手面诊群里的师兄师姐们交流学习。在这里，我借用10年前赵老师送我的一句话："学习，如同春天的小草，虽不见其长，但日有所增。"与大家共勉！

毫不夸张地说，我现在对常见的颈椎增生、腰椎病、胆囊疾病、失眠、疲乏无力、关节炎、肠胃方面疾病等，通过手诊面诊诊断准确。我也获得了好多顾客的赞美。

下面我就举几则病案与大家分享学习。

病案一：男，34岁。分析：观其上口唇呈白色脱皮状，为近期消化不良引起（图6-21-1）。

病案二：女，60岁。分析：舌质深红，舌中光滑无苔，判断为阴血不足，长时间消化不良或因积食引起所致。此时，顾客说她是在野外游玩时

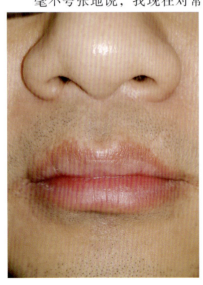

图6-21-1　男，34岁，口唇图

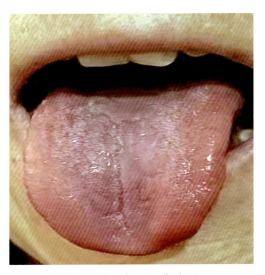

图 6-21-2　女,60 岁舌图,

吃凉肉蛋,加上感冒后胃痛引起的,已经治疗两个月,医院做胃镜显示为非萎缩性胃炎、慢性胃炎(图6-21-2)。

病案三:女,58 岁。分析:①双手掌生命线下端均有大岛纹,提示腰痛信息。②右手生命线下方内侧大鱼际处有大"米"字纹,为慢性附件炎或长期宫颈炎所致。③右手掌方庭有"十"纹,左手掌方庭有贯桥线,需防范心脏病发生。手诊后,顾客说以上病况她都有(图6-21-3)。

病案四:女,15 岁。分析:此孩子左手掌图通过微信传来,让我手诊分析一下。掌纹浮浅杂乱,感情线呈现链条状,说明体质差,耐寒能力差,易受外感生病。孩子母亲来店里反馈说,这孩子经常感冒发烧咳嗽,要求长期食疗护养(图6-21-4)。

新疆博乐市中医食疗调理师　徐璐整理

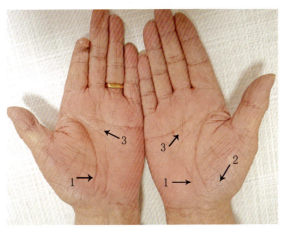

图 6-21-3　女,58 岁,双手图

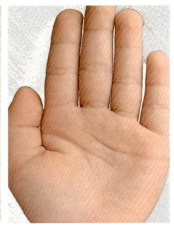

图 6-21-4　女,15 岁,右手掌图

二十二、手面望诊之术是我成为好医生的第一步

我是通过读赵理明老师编著的《实用掌纹诊病技术》一书与其相识的，这真的是一种奇妙的书缘。至今这段缘分已经延续了20多年了。记得10多年前的一个夏季，赵老师来昆明市讲课时，我还专门从双柏县去昆明同他交流学习过。以前，我以为看手掌就是迷信的行为，但认真看书交流以后，才改变了我的认知。

"望而知之谓之神"。学习了《实用掌纹诊病技术》《望手诊病图解》《望面诊病图解》等书籍后，我的医学生涯进入一个崭新的阶段。

去年，我刚从农村进入楚雄市工作，第一个患者就是按照赵老师书中的掌纹诊断治疗的。该患者姓李，36岁，楚雄人，最近3年一直辗转于昆明、楚雄等大小医院治疗，我们医院周围的医院、诊所也都看遍了，来到我们门诊时，走路都困难，正当青壮年，却是如此虚弱，实在令人痛心。我认真给他察色、手诊、问诊、切脉，综合判断认为并非疑难杂症，尤其明显的就是他手掌性线靠近感情线上，我参照赵老师《实用掌纹诊病技术》书中的性线条图30所示，认为此患者为肾虚型前列腺炎，前面的医生虽然也诊断出肾虚，但用药偏于壮肾阳，导致患者不能接受药物，从而没法继续服药。几年下来，费用花了不少，而病情却不见好转，反而加重。我给他开了处方：柴胡15g，白芍30g，乌药12g，薤白12g，茯苓50g，小茴香15g，炒川楝子10g，焦山楂50g，盐杜仲30g，吴茱萸3g，枳实20g，车前草30g，桂枝10g，猪苓15g，淫羊藿10g，枸杞子10g，野菊花15g，地黄15g，山药25g，炙黄精15g，桑寄生15g，荔枝核15g，橘核15g，木香（后下）10g，甘草10g。饭前服，每日2次，共7剂。一诊后，患者病情明显好转，脚手灵活许多，行走也轻松了，人也精神不少。后在此基础上加减用药，服药至3个月已完全康复。再用海马、枸杞子、蜈蚣等泡酒稳固疗效，至今未复发。临床上，这样的例子还有很多，大部分情况下，我按照赵老师书上讲到的内容进行治疗，不懂的就用QQ或微信同赵老师交流学习，很多时候，我会用他简单而疗效好的经方进行治疗，有时也会用他反复临床确认的经验方、单方。他经常告诫我，为医者，临床治疗首先要考虑以花费少的方法为患者解除痛苦。赵老师编著的书内容精炼，没有多余话。每一本都切近临床实用，值得去好好去研读，凡临床遇到陌生的病例

时，我就会翻开他写的书，很多时候都能找到答案。

现在，我以赵老师编撰的《中医古今诊法集萃》书中前言引用《四诊心法要诀》中的"医家造精微，通幽显，未有不先望而得之者。近世惟事切巧，不事望神，大失古圣先贤之旨"这句话为教诲，认真地在临床实践中不断钻研手面望诊之术！

下面，我将介绍几则我在临床手面诊法的病案分析，与大家分享学习。

病案一：女，52岁。分析：患者一进诊室，刚坐下就对我说："我是朋友介绍来的。听朋友说，你会看面看手诊病？你看看我有什么问题？反正我身体现也没有任何不舒服的地方！"我瞄了患者一下，便说："大姐，你子宫发育不良，为生孩子以前花了不少钱吧？"此话一出，她一下子惊讶地站起来说："周医生，你是不是听谁说过啊？不对啊，不可能啊！我又不是当地人呀！我就是天生的幼稚型子宫，年轻时为了生孩子看过好几家医院，这是命啊！最后领养了我老公妹妹的女儿，你怎么看出来的呀？"我答：人中肥厚又平板样（图6-22-1）。

病案二：男，57岁。分析：此人稍肥胖，下巴内敛（下巴短），这是夜间睡觉打呼噜的征兆（图6-22-2）。

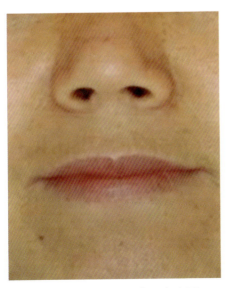 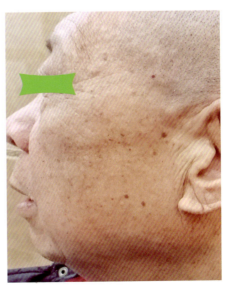

图 6-22-1　女，52岁，人中图　　　图 6-22-2　男，57岁，侧面下巴图

病案三：男，62岁。分析：①双手掌生命线走向过中指中垂线使酸

区肥大，提示为高血压信息。②双手掌方庭狭窄，提示心脏二尖瓣狭窄的风险，防范心脏方面疾病。③双手生命线起点偏高，显示出肝火旺盛的体质。④左手掌生命线中间出现大空白中断，这往往与家族中有半身不遂遗传史信息（图6-22-3）。

云南省楚雄彝族自治州楚雄市楚雄修固门诊　执业中医师　周彪

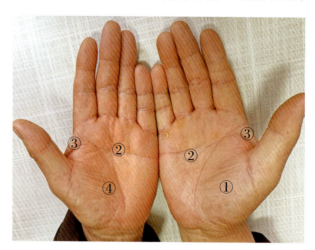

图6-22-3　男，62岁，双手掌图

二十三、手面望诊之术：简单易学，效果显著

在藻露堂中医医院跟诊赵理明医师的过程中，我深深感受到了赵老师望诊之手面诊的独特魅力。

跟诊期间，我目睹了赵老师运用中医理论诊断各种病症的精湛技艺，尤其是老师独特的手面诊法，诊断病症准确无误，让人惊叹，给我留下了深刻的印象，许多患者在经过赵老师的望诊后，患者也尤为信服。

通过一段时间跟诊和自学《望手诊病图解》《望面诊病图解》《中医古今诊法集萃》等书，我也学到了多种病的诊病方法，真的是简单易学，效果显著，在临床应用中，得到了患者的称赞和肯定。

比如：感情线呈现链条纹状，说明易患呼吸道性疾病（图6-23-1）。感情线起点有岛纹符号，为耳鸣信号（图6-23-2）。食指下巽位有"米、十、口、井"等杂乱纹符号，提示有胆囊方面疾患（图6-23-3）。无名指下智慧线上生有走向小指方向的弯曲支线，为颈椎增生病（图6-23-4）。目内上方如钟表12时向黑睛方向有平行两条血管走向，为颈肩病信息（图

6-23-5）。上唇内系带上生有小结节，说明患有痔疮（图6-23-6）等。

　　手诊面诊是中医的重要组成部分，要认真学习，勤于思考，理论联系实践，方能发挥其诊断病症的准确性，提高临床疗效，为及时解决患者病痛提供有力的帮助。

　　西安雁塔区小寨西路藻露堂中医医院　陈文平　中医师随诊记述供稿

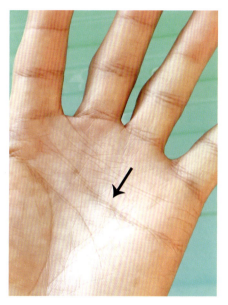

图6-23-1　链条状感情线图

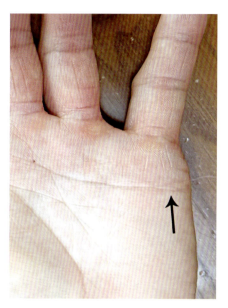

图6-23-2　感情线起点岛图

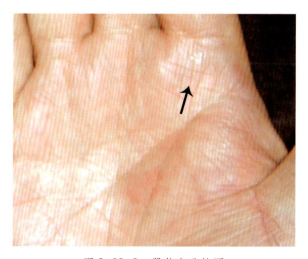

图6-23-3　巽位杂乱纹图

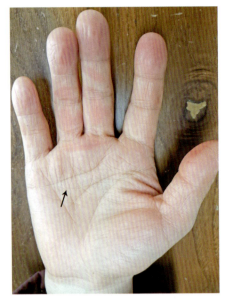

图 6-23-4 颈椎增生线图

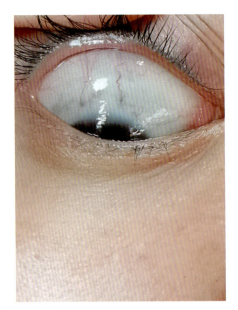

图 6-23-5 目睛图

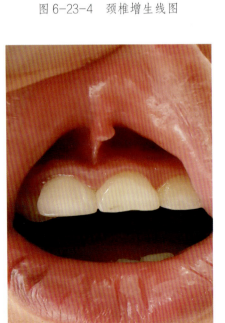

图 6-23-6 上唇内系带图

二十四、手面诊的临床诊断思路拓宽了我的视野

我叫张小英，陕西人，也是一名国家注册中医执业主治医师，现就职于西安一家中医医院。

十几年前，因工作机缘巧合结识到赵理明老师，当时，赵老师正在为外地来学习手面诊的学生们授课，他那种快捷而准确的诊断方式深深震撼了我，我感觉到，这才是基层老百姓所需要的便民诊断之术，这才是医者的最高境界，于是，我决定跟诊赵老师学习，先后购买了他编著的《望面诊病图解》《望手诊病图解》等书，作为我的学习指南。

学习结束后，我在北京同仁堂西安小寨店坐诊。记得有一位患者来门诊找我看病，刚坐下，我看了患者面部和手掌，又翻他双眼目诊，我说你最近颈椎病特别严重，并伴有头晕恶心失眠这些症状，患者一愣，说："我还什么也没说呢，你这也太神了吧！"还有一位40多岁男性患者，来门诊看病时说他自己到季节了，就来抓点中药调理一下，说他才做了体检，一切正常，我看了他双手掌和眼睛后，却告诉他："你有明显家族脑出血病史信息。"就这么随口一句话，患者眼泪瞬间流出来了，说他父亲才上个月脑干出血走了。

我随赵老师学习手面望诊之术后，门诊临床案例太多太多了，都是受益于老师的耐心指导和自己坚信学习的结果，赵老师亦师亦友亦父，是我学习的楷模和榜样！手面望诊之术拓宽了我的临床诊断思路。

下面，我举几则门诊案例与读者分享学习。

病案一：女，37岁，教师。分析：①双手掌瘦瘦弱弱，手掌纹杂乱，提示畏寒怕冷、易感冒，右手大拇指甲面有横凹痕，为三四个月前患重病所致留下的痕迹。②双手掌碱区小，为低血压信息，甲沟干裂为消化不良，月经量少。③右手掌食指下有"米"字纹，为胆囊结石信息。④左手掌智慧线平直，右手掌智慧线分叉纹，为生理性头痛信息。⑤双手大拇指第二节掌面有明显横纹，为口才线纹（图6-24-1、图6-24-2）。

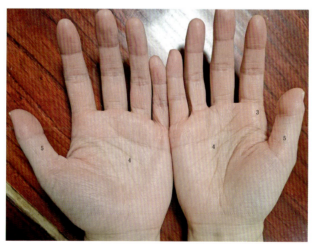

图6-24-1　女，37岁，双手掌图

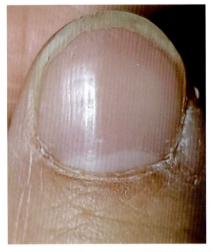

图 6-24-2　女，37 岁，右手拇指甲图

病案二：男，65 岁。分析：①双目内角有明显睑黄瘤，为血脂高信息。②双鼻孔小而明显，鼻梁两侧肥大，为家族有遗传性肺气肿、支气管炎等肺疾病（图6-24-3）。

病案三：女，60 岁。分析：①鼻根处横纹杂且深，为此人操劳过度所致。②人中部位圆润，说明此人受孕几率高。③双侧鼻隧纹分叉，说明有关节炎病史（图6-24-4）。

西安市北郊未央区　张小英主治中医师

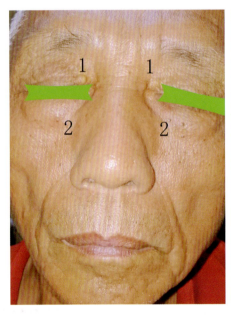

图 6-24-3　男，65 肺气肿

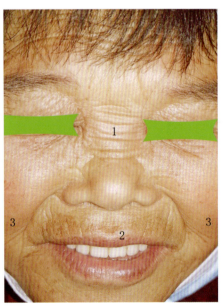

图 6-24-4　鼻小，关节

二十五、手面诊之术给了我做大健康的支柱

2005年，我在广州某保健品公司工作期间，公司定期邀请不同医学界专家给内部员工做专业培训，有幸借此机会认识研究手诊面诊的赵理明医

师，感恩有这样一次机会，结缘于手诊面诊，这一诊断结果神奇而准确，它帮助我了解身体内在的全息动态，并让我学习到身体的各种症状在手掌上表现出的阳性反应物。我先后购买了赵老师编著的《望手诊病图解》《望面诊病图解》等书籍和演讲课程，收获颇多！

这里，我向大家介绍学习手面望诊之术的收获和体会。我是一位营养健康讲师，起心动念是希望所有的朋友都能拥有品质生活，享 120 岁五福人生，这源于我童年的一段经历：9 岁时，母亲因胃癌去世。在 1990 年，她经历了两次手术，花了 98,000 元，最后还是离开了我们，我一直在想，有没有一种方法可以提前预测和了解人的身体健康状况，让人不生病或者是少生病。当我学会了手诊面诊之后，我认识到这就是我想要学习的健康知识。因此，我特别感兴趣，一直在探索研究，并在健康养生保健工作中帮助了不少人。

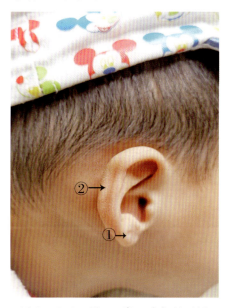

图 6-25-1　男，4 岁，头部侧面图

下面我列举三则病案与大家分享。

病案一：男，4 岁。分析：①耳垂上方有小凹陷坑，表明此小孩脾气大，易动怒。②耳轮上方有条状凹槽，表明此小孩有受过惊吓的历史。③此小孩头发呈穗状排列，提示长期消化不良（图 6-25-1）。

病案二：女，65 岁。分析：双手掌呈方形，手背有褐色斑，右手掌食指下巽位有 "田"字纹，综合以上特征为胆囊结石史，此人胆囊已切除 12 年（图 6-25-2、图 6-25-3）。

病案三：男，71 岁。分析：①双手掌地丘均鼓起，有岛状纹，建议定期去医检查，排除大肠癌及大肠直肠囊肿。②双手中指下均有竖立干扰线，提示慢性支气管炎。③双手方庭比较狭窄并有贯桥线，提示防冠心病信息。④右手掌酸区肥大，提示高血压病史信息（图 6-25-4、图 6-25-5）。

病案四：女，58 岁。分析：①双手掌震位有横凹槽，提示长期消化不良及慢性胃炎病史。②右手食中指缝下感情线明显分大叉，提示防止心脏病发生。③双手掌小指下感情线起端有岛纹，提示肾虚耳鸣。④左手掌中指下有较大方形纹叩住感情线，为幼年肺痨病史所致形成钙化点（图6-25-6、图6-25-7）。

美力100国际健康管理平台创始人武汉涵淑荟医疗机构负责人　张云

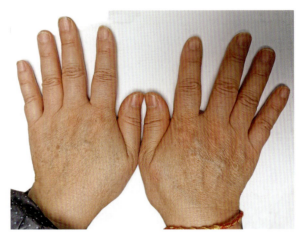

图 6-25-2　女，65岁，双手背图

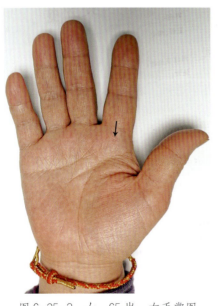

图 6-25-3　女，65岁，右手掌图

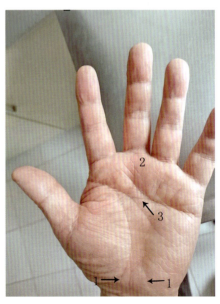

图 6-25-4　男，71岁，左手掌图

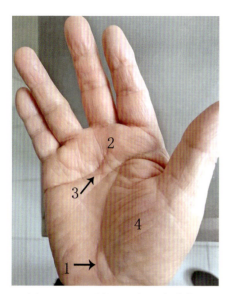

图 6-25-5 男，71 岁，右手掌图

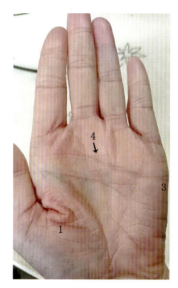

图 6-25-6 女，58 岁，左手掌图

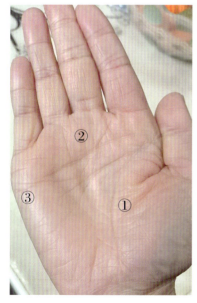

图 6-25-7 女，58 岁，右手掌图

二十六、手面诊之术拓宽了我的人脉圈

2009 年 10 月，我因工作关系有幸在安徽与赵理明老师结缘。从此，我对赵老师独特的手诊、面诊之术产生了浓厚的兴趣。经过几次跟赵老师实际学习后，我先后购买了他编著的几本手面诊书籍，正式开启了我手诊面诊学习之路。

有次出差，我看见同座的一位 60 多岁的阿姨眉间有明显的"川"字纹，再仔细观察，阿姨鼻双侧鼻隧纹左侧短浅，右侧深长。此时，我脑海里浮现出赵老师《望面诊病图解》书中的提示，说鼻隧纹一侧长一侧短又深浅不一，为家族性脑出血遗传信息。思考了一会儿，我便和阿姨聊了聊家常，看阿姨挺开心，我便主动拉住阿姨的手给她看了看，当看出了阿姨有胆囊结石和痔疮这些小毛病后，阿姨对我信服了。我又对阿姨说，阿姨，你未来要高度预防脑出血啊，一旦发生，可能会危及生命的。阿姨说："我脑出血已经从鬼门关走了一回。"

此时，邻座一位34岁的小伙子自诉道，他也把他的双手摊开在我面前，请求我帮他看看。我看他的双手，想起赵老师讲座时说过，看手诊时，如果对方双手用力伸展自然，五指分开，说明对方信任你。如果对方扭捏伸手，手指微屈，说明对方不信任你，不太容易接受新鲜事物。所以，我对他说我不帮你看，因为你不相信我，看了也白看。小伙子一下就惊呆了，他说我没有不相信你，我只是有点怀疑。我说，怀疑就是不相信。小伙子连忙说，你连我怀疑都看出来了，我算服了。我看他：①左手生命线走到一半消失，末端分小叉，提示你家族有脑出血遗传史。②命运线靠手掌下部线上有小岛纹，提示他有肾囊肿，小伙子一下子惊讶地说："对头，对头，他说家族中的确因脑出血病先后3个人住过医院抢救，3个月前单位组织到医院体检发现他肾上有个囊肿"（图6-26-1）。

紧接着，又有一位23岁姑娘从后排座位伸出左手在我面前，我瞄了一眼说："你小时候尿床到上小学了吧？"她笑着说："就是就是，清楚记得尿床到12岁，她又说怎么看出来的？"还说要拜我为师学习手诊呢，我指着她左手生命线同智慧线交汇处的方形棱状格子纹符号，这就是幼年尿床史的特征（图6-26-2）。

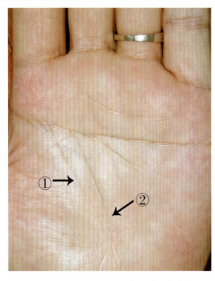

图6-26-1　男，34岁，左手掌图

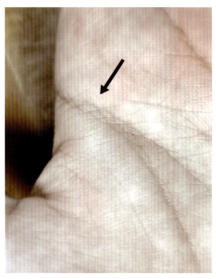

6-26-2　女，23岁，左手掌图

下车后，有位33岁女性也让我给她看手，我见她双手感情线起端两侧均没有生殖线，便说："你怀孩子比较困难"，没等我说完，她便抢过话头，说她结婚已经5年了，为生孩子也看过多次医生（图6-26-3、图6-26-4）。

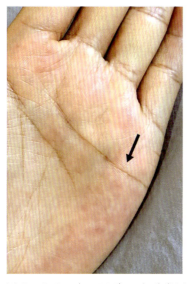 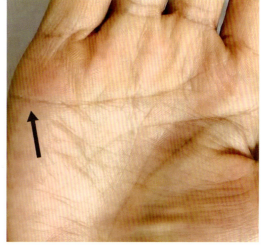

图 6-26-3　女，33岁，左手掌图　　　图 6-26-4　女，33岁，右手掌图

为了方便读者朋友学习打箭头处病灶信息，我特意将以上4张图片进行了剪辑。

实话实说，学习手诊面诊知识十多年，对我的工作、生活及健康带来很大益处。我现在能在一秒钟内看出一个人是理性还是感性的，这对我的销售工作有非常大的帮助，同时，我也帮助了很多顾客预防了一些健康方面问题。望手面诊之术知健康，真的非常实用，我走到哪里，都会有人围着我让我看手，这也拓宽了我的人脉圈，在此，我要感谢赵老师对我的指导和帮助，也希望更多的人都能懂一点手诊面诊知识，为自己、家人以及周围人的健康保驾护航。

成都市新都区缤纷时代广场健康管理师　唐业棠

二十七、手面诊知识帮我提升了人际关系

看手观面知健康，莫过于学习手诊面诊之术。我跟随赵理明老师学习手诊面诊十几年，这些年我受益匪浅。

（1）在身体健康出现危机时，我可以提前预知。有一次洗脸时，我搓眼皮发现眼上方白睛处有火柴棍样的血丝，我知道颈椎要注意了，于是，我开始注意少低头、调整枕头的高度，并按照老师教的颈部自我牵引拉伸，避免了病情加重，做到防患于未然。

（2）在人际关系相处中，手诊面诊可以起到"一分钟接近法"作用。比如，对于易怒之人，我就可以在对方动怒后找到沟通的突破口，来平缓其情绪。对于思路不清晰的人，我可以通过就事论事、分析原因来成为对方信赖的人。例如，一个人如果一只眼睛大一只眼睛小，且一只是单眼皮一只是双眼皮，提示家族有脑血管病遗传史信息，遇见这样的人，我都会建议对方平时注意生活习惯、生活方式，以及戒烟限酒、避免生气、少熬夜劳累等，以防范脑血管病发生。毕竟，心脑血管病是我国三大疾病之一，其死亡率和致残率高。

（3）我创办的"成都市天天佳缘商务信息咨询服务有限责任公司"是一个与人打交道的服务公司，赵老师教的面诊和手诊对我帮助非常大，例如，从性线分叉可以判断夫妻是否分居，性生活是否协调信息，这是婚姻维系的重要部分。如果不协调，幸福婚姻就会有潜在风险。另外，男性如果口小包皮过长，隐含的包皮垢也会影响夫妻健康和幸福。这些都是我可以给客户分析问题和真诚建议的依据之一。

下面我列举几则病案分析与大家分享。

病案一：女，34岁。分析：①双手掌生命线下方端线上有饱满小岛纹符号，为子宫肌瘤信息。②双手掌大鱼际皮下发青黑色，为肠道浊便所致，通便为首要任务。③双手掌性线均分叉纹，为夫妻分居信息，未婚可能为谈恋爱引起干扰所致。④双手打击缘外侧均有凹陷，为肾虚信息（图6-27-1）。

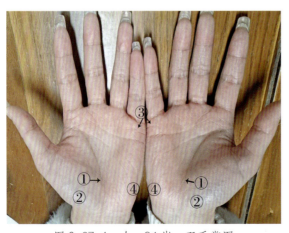

图6-27-1　女，34岁，双手掌图

病案二：女，51

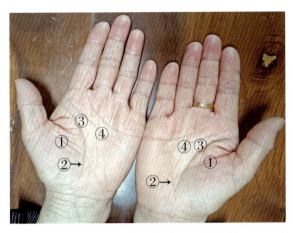

图 6-27-2　女，56 岁，双手掌图

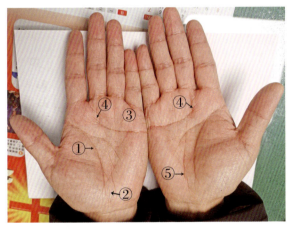

图 6-27-3　男，40 岁，双手掌图

岁。分析：①双手掌震位均有横凹槽，为长期消化不良信息。②双手掌生命线下方外侧有三角纹符号，为本人或家族有痛经遗传史信息。③双手掌智慧线同生命线分开距离大为川字纹，提示性格急躁，易患妇科带下症，她连连点头称是，说自己年轻时白带确实很多。④双手智慧线平直又长，说明此人性格倔强、易动怒发火。⑤双手掌皮肤看上去皮粗又厚，为先天性鱼鳞病皮肤信息（图6-27-2）。

病案三：男，40岁。分析：①左手掌生命线内侧有明显平行副线，（腹泻线），为慢性腹泻信息，患者表示稍一吃凉食物或辛辣火锅就会腹泻几天。②左手地丘有两个竖立小岛纹，为痔疮信息，患者确认为混合痔疮。③左手小指下感情线上有明显的肝损伤线，建议他禁酒以保护肝脏。④双手中指下感情线分叉明显，建议他积极防范心梗病发作，患者表示有心脏病发作史。⑤右手掌命运线下方线上有饱满小岛纹，为肾囊肿信息。他说体检有肾囊肿（图6-27-3）。

病案四：女，58岁。分析：①右手掌双条非健康线上均有狭岛纹，提示肝囊肿信息，此人说她因肝囊肿发作难受已经手术过两次。②指腹肚有竖皱纹，为消化不良信息所致。③右手掌生命线走到三分之二处消失，为家族

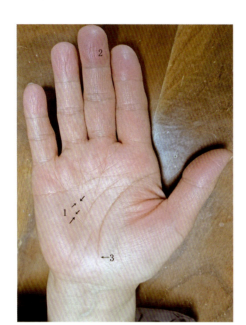

图 6-27-4　女，58岁，右手掌图

有肾结石信息史（图6-27-4）。

成都市锦江区成龙大道　全息（反射）针灸师　邹琼

二十八、手诊发现食管癌、胃癌、宫颈癌病例分析

我叫时锦，今年45岁，毕业于湖南中医药大学中药学专业。出生在军医家庭的我，自幼对中医特色诊法怀有浓厚的兴趣。

2000年，我在西安参加了赵理明医师手诊面诊培训专修班。由于居住在西安西航花园，方便前往老师门诊医院交流学习，对掌纹诊病、面诊学习至今已有23年了，通过长期学习掌纹诊病，我已熟练掌握简单易学的中医手面诊方法。在不断学习、探索、研究过程中，一直不断地提高自己，手诊是走哪看哪，无论在菜场、公交上、飞机上、地铁上、火车上，还是在外面吃饭时，只要有机会发现重要的疾病信息，我都会及时提醒对方，通过看手诊，我不仅结识了许多熟人、朋友，还挽救了不少人的生命。

比如，2016年，在老师的鼓励下，我自己也开办网教手面诊学习班。

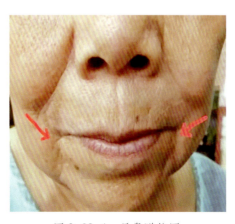

图 6-28-1　见鼻隧纹图

当时，在讲完面诊食管癌诊法后的第二天，就有一名学员发现她的母亲的鼻隧纹（食管癌信号纹理）走入口角，于是及时将她母亲带到医院检查，结果医院确诊为早期发现食管癌（图6-28-1）。随后便住院治疗了，医生说幸亏发现得早，再晚来命都没了（图6-28-2、图6-28-3）。

2018年至2019年，受北京一集

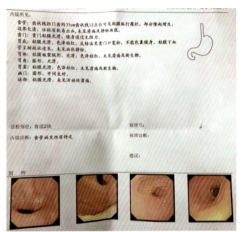

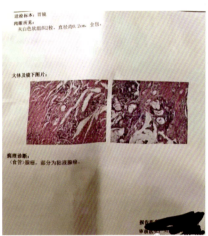

图 6-28-2　食管癌仪器分析图－1　　　图 6-28-3　食管癌仪器分析图

团公司邀请，我几乎每个月要都前往石家庄和山西两地讲授手诊课程，有一次刚进场，就有一位大姐跑到我跟前，哭着说："时老师，你还记得我吗？是你救了我一命。上次你给我看面诊，说我家族有癌症病史信息，看了我两个耳朵，说双耳三角区都发褐色，让我赶快去医院做检查，排除宫颈癌，我回家就去医院做检查，查出了宫颈癌中期。"医生说，幸亏发现得早，不然命都没了（图6-28-4、图6-28-5）。

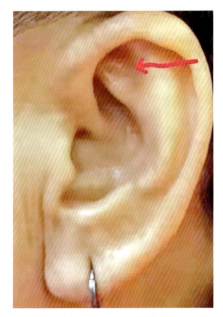

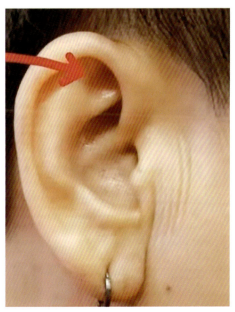

图 6-28-4　耳图 1　　　　　　　　图 6-28-5　耳图 2

这些年里，我通过手面诊帮助了无数人，遇到了各种各样的人。有的人非常重视健康，而有的人却忽视健康，即使再三提醒，他们也不以为然。

　　比如，在我们小区里，一位49岁的大姐。我从她手上诊断出了胃癌的符号信号，让她要特别注意，因为她的胃区皮下已经发黑（图6-28-6、图6-28-7）。

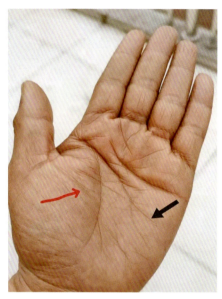
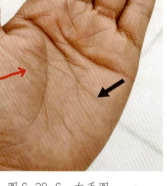
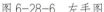
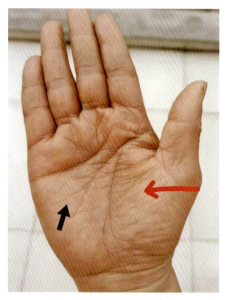

图 6-28-6　左手图　　　　　　　　图 6-28-7　右手图

　　让她高度重视这个问题，让去医院检查排查，她却说没有时间。一年后她被诊断出胃癌晚期，在医院里才想到我说的话，尽管在医院里住了20天，花了20多万，最终还是因胃癌去世，年仅50岁。

　　再比如，还有一个卖桃的阿姨，我从她手诊中发现了乳腺癌信号，并专门给她看了一下，让她预防乳腺癌的发生，她说没事，五年后再次见到卖桃的阿姨时，她说五年前你看得太准了，她说五年前我给她说是，她没当回事，后来查出乳癌晚期。虽然手术割除了肿瘤，花费了75万，甚至为了治病还把儿子的房子也卖了，还好命救回来了。

　　从学习手诊面诊至今，我最感恩的人就是赵老师，他给了我无尽的勇气和信心。我始终谨记老师的教诲，要全身心地把大医精诚之中医文化、中医手面诊传承下去，去帮助更多人，让更多的人受益于中医手面诊知识。

　　西安市灞桥区西航花园手诊面诊讲师　时锦整理病例

二十九、手诊脑出血、心肌梗死信息分析

2008年，我给一个朋友的老公看手诊时，发现他双手有家族脑出血遗传史的信号，多次提醒他注意健康，他却笑着说，没事的，我体校毕业，经常锻炼，打球、跑步，这种病不会发生在我身上。后来，我询问了解到他爸妈均是脑出血去世的。在接下来的五年里，我反复提醒他要预防脑出血发生，注意到他的生命线走到全程的一半时，末端出现了小叉纹，提示有家族性脑出血病史遗传信息（图6-29-1）。

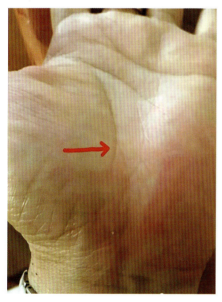

图 6-29-1　手诊图 1

2014年12月，我在微信朋友圈看到朋友发的一条消息："老公，你放心走吧，我会好好照顾孩子的……"我原本以为她丈夫又出差了，给她发信息说：你丈夫又去哪出差了？她说老公前两天去世了。

当时真不敢相信。她说，是突发脑出血去世，再后来她丈夫的哥哥也是因脑出血被送进养老院。

让我想起了还有一个学员花了2万多去学习掌纹诊病，我曾随手发了一个手掌图让他诊断，竟然没有我带的初级班学员学的好，现在学手诊的人特别多，但专业的人并不多，学不好就盲目看，反而是害人害己，大家学习手诊要学习真本领，要知道我们学习的目的是什么。

2008年从手上诊断出脑出血信号，2014年此人脑出血去世，提前6年就从手上发现出来信息。而仪器只能检查出已经发生了的实质性疾病。如果他有一点健康意识，或许就不会遭遇这样的悲剧了。

我有个高中同学叫赵宝，有一次在同学微信群里，同学们说请我给他们看手诊，赵同学第一个发手图，我一眼看到他手的感情线走到中指下方时一分为二，像主线一样粗，这是心肌梗死符号信息（图6-29-2）当时在同学群里，我提醒他特别注意预防心肌梗死发生，不要过度劳累或嗜酒，他当时发了一个笑脸。两年后的一天，同学群里说赵同学因心肌梗死已经

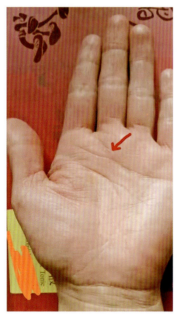

图6-29-2 手诊图2

去世了，让大家给他家捐款。我当时都不敢相信，因为他才30多岁，后来群里有一个同学说，时锦看手真准，两年前就让赵同学注意心肌梗死的发生。

学习心得：

我出生在甘肃省武威市但家住在解放军第10医院附近。从小在部队大院里长大，父母都是军医。后来我随父母转业，回到了江苏连云港，家就安在医院家属区。记得小时候，每天都要经过太平间旁边，听到里面有家属在哭，那种凄惨的哭声，真的让人听了心疼。那时候我在想，如果能提前发现病的先兆，就能救活很多人。直到有一天，我站在太平间里，看到我同学十几岁就去世了，心里无比难过，听到他爸妈撕心裂肺的哭声，心想如果能救过来多好。从那时起，我就对医学产生了浓厚的兴趣。

2000年，参加赵老师手面诊学习班之后，我一直努力进取，不断钻研，希望能通过中医手面诊去帮助更多人，挽救更多的生命。

这里，我想对大家说，一定要爱护、保护好自己的身体。如果对健康有怀疑，就是等于在拿自己的生命健康开玩笑。家里如果有一个人倒下，自己会受罪，全家也会受累。

西安市西航花园 手诊面诊讲师 时锦

三十、手诊——临床最简捷有力的敲门砖

2014年5月17日下午（周六），在西安小寨藻露堂中医院门诊，我随赵理明老师学习。诊室进来一行四位中年女性，其中一位拿着挂号单对老师说："我听同事介绍，专门来找您看子宫肌腺症的"。经过老师的手诊和脉诊，患者说："这太神奇了吧？太让人不可思议了！"此时，一位看上去消瘦、脸膛暗黑的女性说："我从来没有看过中医，长这么大也没有吃过中药，也怀疑中医真的能治病。大夫，您给我看看手吧？"说着，她随意地将双手半握拳放在桌子上。老师瞄了一眼她双手说："你双手掌如

同涂油样发亮，目前最重要的就是受风湿性关节炎困扰！"女的马上对她同行说，快起来快起来，让我坐下来让大夫给我好好看看，她双手掌用力伸展着说，就是就是，我就是一直在吃止痛药配风湿药来缓解，那中医能止痛吗？能治疗吗？老师回复她说："没有一个靠降血糖药来治好糖尿病的，也没有一个靠降压药来治好高血压的，同样，靠止痛药也解决不了风湿关节炎的根本问题。"一旁的同行说："那大夫你给开中药治疗一次看看吧？"老师回复说："这要看她本人意愿。患者连忙点头表示同意。"

当老师给她综合诊断后开处方：制川乌、制草乌、制附子各10克（先煎），桂枝、川牛膝、炙甘草各15克，白术、炒白芍各30克，防风12克，麻黄6克，知母10克。水煎服，1日2次，饭后服用，共7剂。

患者一看处方说："就这几种药能治病呀？"老师回答她说："我是开方治病的，不是卖药的。"并说，服药7天后，你双手光亮就会消失。我急忙拿出相机，记录下了她光亮双手的样子。女，50岁（图6-30-1）。

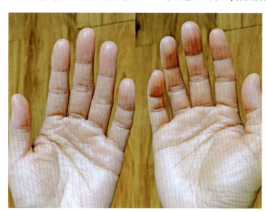

图 6-30-1　双手涂油样发光图

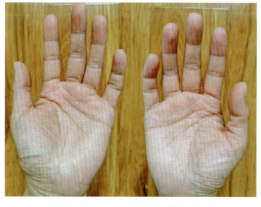

图 6-30-2　双手消失光亮手图

为了见证这个患者的用药疗效，经老师同意，我又在西安随老师门诊临床学习了一周。5月23日下午，患者复诊时，双手掌原来涂油样发亮的现象果然消失了。她主诉遵医嘱服中药后没有服西药，现在双下肢关节几乎不痛了（图6-30-2）。

其实，我是从2003年1月9日《中国中医药报》的中国医师临床专版基础园地"赵理明掌纹诊病专栏"开始连

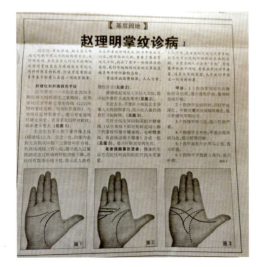

图 6-30-3　报纸图

载了解手诊的（图6-30-3），通过编辑老师的介绍，我有幸认识赵老师，并一直与他交流学习。后来，由于工作繁忙，我先后三次来到西安，跟随赵老师门诊学习手面诊及中医知识。多年来，由于工作关系，我几乎走遍了全国各地，为上万人次进行了手诊面诊，并利用所学的中医技能，特别是针灸美容技术，为众多人群提供了服务，同时也为爱好手诊面诊的人群普及推广讲座过多次交流学习课。我深深地认识到，手诊是临床最简捷有力的敲门砖！

手诊面诊推广普及工作由李玲女士于深圳宝安区进行学习整理。

三十一、手诊面诊帮助我扩大朋友圈

2023年12月11日上午10时20分许，我和妻子陪着岳父岳母来到了位于西安南郊含光路南段西安益群中医馆。我们特意通过网络微信挂号找赵理明老师，希望能亲眼见到他。

其实，我并非医务工作者，但我十分爱好手诊面诊。大约2009年，我在读大学时，一个偶然的机会，在图书馆看到了《望手诊病图解》和《望面诊病图解》这两本书。从此，我就爱上了中医望诊，就像上瘾一样，有空闲了就看，对照书上的图文学习，一时间，周围的同学都让我帮他们看看健康状况，当时，有准的，有看不准的，其中，我给一个女同学给看了手相，说她有家族遗传性胆囊结石信息，她当时当着围观的几个同学讥笑地说，不可能啊！没有想到，一周不到，她老远看见我说："你真灵！"说她打电话问了母亲，家中先后有4个人因胆囊结石做了胆囊切除手术。一下子，有好多同学让我看手相，有几个同学也在我影响下，去图书馆看手诊面诊书。但由于学习紧张，又要临近毕业，他们就放弃了看业余书。

毕业后，我来到了成都工作，但我偶尔还会给周围人看一下手诊。只

要我看了，大家都点评说很准，单位一个女同事也看手诊，一交流，才知道她也是看我看的同样的书，但她比我看的赵老师手诊书多，比我看的手诊有关健康的病种多，水平也比我高，我同她也成了相互交流学习的熟人，有时我还向她请教学习。由于会看手诊面诊，我俩朋友圈子也都大了。

2023年"五一"期间，我在网络上偶然发现了赵理明老师编著的《一病多方快速诊疗法》一书，我都买来学习收藏，我看了书中几个案例记述故事，就准备要见一下书的作者，有一探虚实的想法。

为此，我专程开车带着爱人、岳父岳母来到西安，希望能见到赵理明老师。在我之前的想象中，他应该是个子高高的、背有些驼，头发稀稀且表情严肃的人。一进诊室，眼前的赵老师却颠覆了我的认知，虽说他头发花白，但头发依然浓密，态度和蔼可亲。当岳母伸出手让赵老师诊断时，赵老师立刻就说："你咳嗽多少年了？"一下子两位老人及我同妻子就感觉中医望诊太神奇了。我在一旁就问，您是从哪里看出来肺有病？我岳母真的咳嗽好多年了，而我也自学手诊面诊书有10年了。赵老师用笔尖给我指着岳母耳朵给我说，肺的反射区有气泡一样浮肿（图6-31-1）。①左手中指下有几条竖立干扰线，说明是阻塞性肺气肿。②小指下掌面有竖立几条干扰线，说明下肢乏力、腿疼（图6-31-2）。我岳母一下子激动地说，

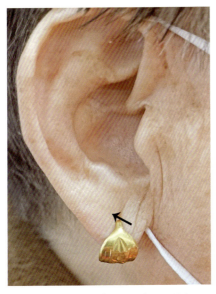
图 6-31-1　女，74岁，耳图

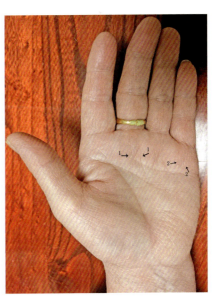
图 6-31-2　女，74岁，左手图

医院检查就是阻塞性肺气肿，腿痛也影响我不能走远点路，真的是大道至简啊！原来中医说的有"诸内必有诸外"是真的啊！赵老师还建议我岳母要穿高领或用围巾，保护好颈前的天突穴，以防受凉诱发咳嗽。又说，人字两边各一点是"火"字，颈项的温度也一定保护好，不能受凉……

我岳父急忙对我岳母说，你看完了起来让给我看看。他双手往桌子上一放，赵老师就说：①双手方庭均有明显贯桥线，说明有冠心病史。②右手食指下巽位有深刻的"十"字杂乱纹，表明有胆囊结石史（图6-31-

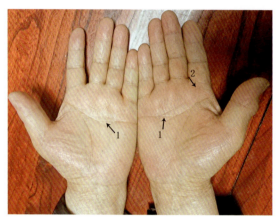

图6-31-3　男，76岁，双手图

3）。赵老师给我指看解释完后，把脉说，血压又忽高忽低不稳定，又让我感觉把脉，其左手脉弱，右手脉强有力。此时，我岳父笑着说，我是学工科的，以前不怎么相信中医望诊，这下我真的服了，我心脏做搭桥手术六七年了，胆结石手术做了有十几年了，赵老师又说，胆囊已经切除了，但如果不注意生活习惯，胆管同样会有结石的风险，你鼻头淡红，要注意不要劳累熬夜，以免影响心脏，我岳母抢过话头说："看看，给你说不听，天天晚上看手机不睡觉……"

经过赵老师的临床望诊展示，我受益匪浅，准备回家认真学习看书，多实践手诊和面诊，以丰富自己的中医知识，为家人及朋友保健护航！

铜川市北关手诊面诊爱好者　李怀恩

三十二、 手诊面诊技术对我开药店大有帮助

由于家里是开药店的，我曾经看到别人手诊看病，效果非常神奇，诊病准确率又高，所以萌发了学习手诊看病的念头，于是我在网上购买了好几本手纹诊病的书学习，其中看到有一本是赵理明老师写的《望手诊病图解》，书写得特别好，由浅入深、循序渐进，可以简单诊断几个病种了，这时激发了我很大的兴趣，于是通过书上前言留的联系方式与赵老师联系上，2012年8月份，我专程赶赴西安，向老师学习手诊面诊课程我随老师

在中医门诊，边看边学习，经过赵老师的悉心指导，学习了一周，我就基本掌握了望诊要点，能够诊断内外科的多种疾病。回到家乡后，在我自家的药店里，我开始免费观手诊病，查看他们的健康状况。

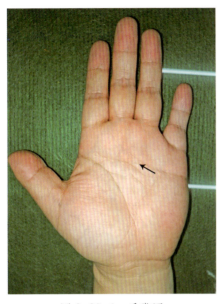

图 6-32-1　手掌图

记得第一次给人看手诊时，是一个 40 岁左右的中年妇女。她来药店买药，我免费为其看诊，通过手诊，她手掌脑线与感情线之间方庭狭窄，并有贯桥线，此线提示她有心脏二尖瓣狭窄，需防冠心病发生，另外，她的酸区肥大，显示出有高血压遗传史信息（图 6-32-1），她惊奇地看着我说："太神奇了，太准了！"说她长期经常胸闷胀、心悸异常难受，现在也难受，去医院查过确实是心脏二尖瓣狭窄，家族中也有高血压好几个人患有高血压。问我吃什么药，我说可以吃点活血类的中成药，现在我也可以免费帮你点穴理疗一下，也会轻松的，她高兴地说："那就太谢谢你了！"我在她的内关处点按约一分钟，她自诉胸闷胀基本已缓解，心跳也平缓很多。我嘱咐她回家常点此穴，可以起到治疗保健的双重效果，并建议她以后加强针对下肢的体育锻炼，患者满意而归。

现在毫不夸张地说，通过与赵老师长期的微信互动学习，我已经能从望面、望手中观察近百种疾病信息。只要有人认识我，就介绍让我给看手诊、面诊断健康状况！

广西桂林市七星区穿山路悦正堂中医康复理疗师　唐成韬

三十三、手诊面诊老师李盼盼妇科病案

案例一：女，1987 年生。手诊让其预防子宫肌瘤和卵巢囊肿。

她说，现在就有子宫肌瘤，大小为 9 厘米。当时我感到十分惊讶，9 厘米的肌瘤已经相当大了！

生命线末端小岛纹，提示子宫肌瘤信号（图 6-33-1）。

案例二，女，17岁。

手诊时说防止卵巢囊肿发生，因为年龄小，特意说明：看到的结果，现在未必有。谁曾想她刚到医院做了妇科检查，就确诊左侧卵巢囊肿。她慨叹："手诊真是太真实了。"现在的疾病确实越来越年轻化了。

生命线下方外侧有狭岛纹，提示卵巢囊肿信号（图6-33-2）。

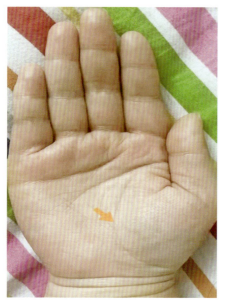 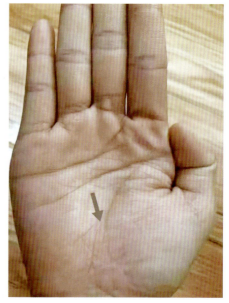

图6-33-1　患者右手掌红色箭头标示图　图6-33-2　患者右手掌黑色箭头标示图

案例三：女，42岁，宫寒痛经。

生命线下方外侧有小三角纹符号，为家族有痛经史。见患者右手掌黑色箭头标示（图6-33-3）。

案例四：耳诊与流产。

她是我2018年考驾照的车友。在强化训练期间，闲聊她问我做什么工作，每天这么多时间来练车，由于我科目二考了4次才通过。所以练车总是比别人要积极。

我同她挨着坐，先看面诊，侧面首先看到的是她的耳朵，我当时就说："你有流产史。"她都惊呆了，因为她在两年内流产两次，她的耳三角区有明显的裂缝细痕。

我赶紧手机拍照她的耳朵（图6-33-4）。

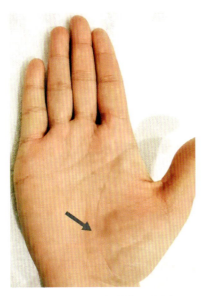
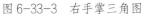

图 6-33-3　右手掌三角图

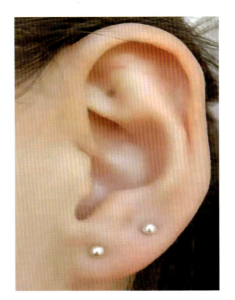

图 6-33-4　左耳图

　　手面诊案例分享：我们了解了痛经、子宫肌瘤、卵巢囊肿、流产等疾病的诊断方法。欢迎大家一起交流学习，转发分享给更多的人。一起传播手面诊知识，让更多人受益。

　　河北省张家口市秀水怡园小区　　李盼盼

三十四、手诊判断遗传性肾结石

　　周二上午门诊，进来一位就诊患者，男，32岁，赵老师观察他双手后，对患者说，小伙子你要坚持多饮水，少食含钙高的食物，晚上尽量不要喝牛奶。小伙子问为什么？老师回答，你家族有肾结石遗传史信息！

　　小伙子急忙说，还真的是啊！上次体检说我肾上有芝麻粒大小的结石，且家族中父亲、爷爷、姑姑都患有肾结石病。

　　赵老师用笔在患者双手掌上边画边分析解释：你双手生命线均走到三分之二处没有走到底，这是手诊医学研究中与肾结石遗传史相关的特征。

　　小伙子又问？那为什么晚上尽量不让喝牛奶啊？表示自己最爱喝牛奶。

　　赵老师回答，牛奶内含钙量高，晚上入睡以后小便次数减少，尿液里含钙量就高，从而增加肾结石的风险概率，这是临床总结经验，加之你有这方面遗传性，因此更应注意。

　　我赶紧拿出手机照了小伙子双手（图6-34-1）。

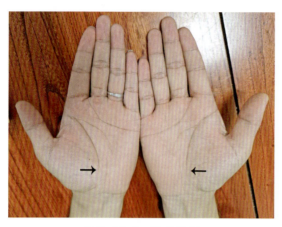

图 6-34-1 双手掌图

我是十几年前购买了赵老师编著的《望手诊病图解》和《望面诊病图解》，从此开始了望诊知识的学习之旅，老师的手面诊望诊知识给我做养生保健工作带来不少帮助。为了更进一步学习，我特地从江西赣州来到西安，随赵老师上门诊进修望诊学习。

江西赣州市优秀手面诊学员、健康管理师　何石生整理

三十五、孙大宝先生医话手面诊学习心得

我坚信"人文养生与天同期"的亘古理念；对"望而知之谓之神"抱有绝对信仰；并践行"援易入医、以易训医"的深刻体悟。

2014年"五一"期间，我乘坐K128次列车远赴西安，有幸在门诊跟随赵理明医师学习手面诊知识，之后回到东北研习至今。

我感激赵老师平易近人，他亲切细致地传授指导；我感念这些年来的亦师亦友，有问必答；我敬佩他"注重言传身教，讲究图文并茂"；我怀念他"避免干瘪枯燥，适度诙谐幽默"的课堂氛围。

吾不惑之年，方才承认后悔本科园艺而没有报考中文与中医，幸而投入师门，人文与养生兼而得之，性命双修。终不辜负：痴迷手面诊爱好看手掌及五官断健康，另辟蹊径及偏方。从医入道易中求，此生——只专注于一领域。

现列出几个病案同大家分享，共同学习进步。

病案一：女，47岁。分析：①双手掌生命线中央均有小岛纹，为脾囊肿信息。②生命线下方外侧均有小三角纹切生命线，为家族有痛经遗传信息。③右手掌非健康线上有大岛纹，为肝囊肿信息。④双手掌中指下感情线上均有竖干扰线，为支气管炎信息（图6-35-1）。

病案二：女，51岁。分析：①右手掌大鱼际皮下发青色，并有一条黑筋血管延伸手腕部，为下焦寒证信息。②震位有横凹槽，为慢性消化不

良或胃炎信息。③感情线在中指下明显分大叉纹，提示积极防范心脏病发生，为家族遗传信息（图6-35-2）。

病案三：男，28岁，分析：①大拇指掌骨平行样，不能弯曲，为天生或者手术形成缺陷，不为病态，此人为天生所致。②性线明显下弯走流入掌中，为肝损伤，手诊医学称其线为变异线。③脑线平直，提示此人性格古板倔强（图6-35-3）。

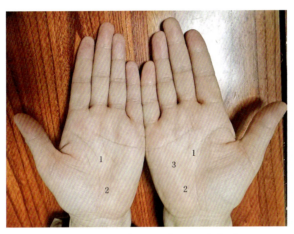

图 6-35-1　女，47 岁，双手掌图

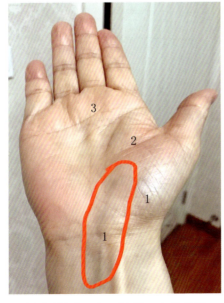

图 6-35-2　女，51 岁，右手掌图

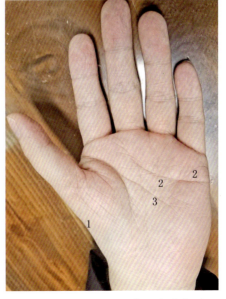

图 6-35-3　男，28 岁，左手掌图

病案四：男，24岁。分析：①左手掌震位下方有明显凸起包块，这可能是久坐或久站形成腰脊劳损所致，建议积极注意防范。②食指下感情线末端分几叉纹下弯朝虎口处走，为顽固性失眠信息（图6-35-4）。

病案五：男，48岁。分析：①手指腹肚面出现竖立杂皱纹，震位凹陷，大鱼际呈现瘪样萎缩，为消化不良信息。②手掌有明显的太阳线，且命运线发达走流入中指，为成功人士，此人为企业大老板，建议不要过度劳累（图6-35-5）。

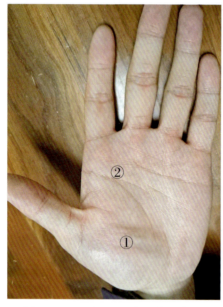
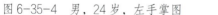
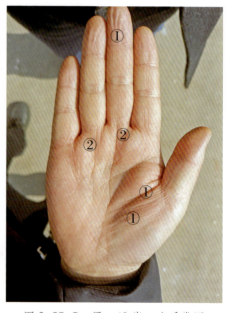

图6-35-4　男，24岁，左手掌图　　　　图6-35-5　男，48岁，右手掌图

另外，同大老板交流后，我深感成功是有经验可寻可学的，这里原话记述供热爱事业的读者参考："人不同于小草的成长，它不需要努力就会无忧无虑、毫不费力费神的长大。而人拥有骨肉血液、思想和情感，大凡事业成功者，都懂得感恩、赞美和祝福，把感恩、赞美、祝福成为自己的生活方式，同时也丰富了自我，给自己带来了成功，而不懂得感恩、赞美、祝福之人，仍然是孤独无助，盲目挣扎拼搏之中，效益甚微，所以，懂得感恩、赞美、祝福是成功者的必修课，也是一个人成功的主要因素……"

长春市南关区西四马路成芳商厦4楼健康管理师　孙大宝

三十六、望手面诊法是个敲门砖

周日下午，我带孩子在广场玩耍，坐在广场的长椅子上与几位女性随意聊天，聊着聊着，我看见一个三四岁的小男孩来到我身旁的一位女性跟前说要喝水。我看了孩子双耳垂根位有小凹陷坑状（图6-36-1），便顺便对孩子母亲说："这孩子是不是爱盗汗啊？"孩子母亲转头对我说："就是的，晚上枕套内衣都被汗浸湿了。去医院过几次，也吃了一些冲剂，但也没有多大作用，你怎么知道的呀？"我便指着孩子耳垂给解释："这里有小凹陷坑，就提示小孩有盗汗症，孩子头发一撮一撮的排列呈穗状（图6-36-2），说明你家孩子长期消化不良。"孩子母亲又说是的是的，就是不好好吃饭，发育也比别的孩子迟缓。我建议去中药房购买中药：五倍子20克，蝉蜕15克，肉桂10克，三药研成粗粉，分四五等份，两日一次用凉开水调成饼状，用布包固定孩子肚脐处。孩子不爱吃饭，你可以购买中药，肉豆蔻5克，补骨脂5克，干姜3克，大枣4个撕开，煮水后加1~2克食盐，待温热后让孩子当饮料一样饮用，每日1剂。

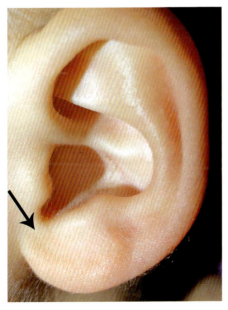

图 6-36-1　耳图

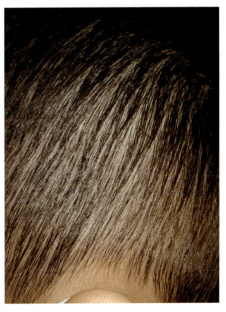

图 6-36-2　头发图

另一位中年女性插话说："你是医生吧？"我笑着回答说："是个中医医生。"她又说："看你这么年轻，医术不错啊！"然后伸出双手让我看，我瞄了一眼对她说："你右手生命线下方是空白样中断（图6-36-3），提示你家族有脑血管引起的半身不遂病遗传史，右手多显示母亲血缘一方"，没等我解释完，她惊讶地站起来说："我两个舅舅都是60岁以后患上脑血管病。"

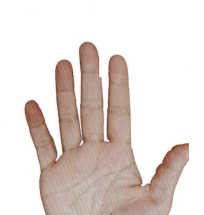

图 6-36-3　单手掌图

有位女性见我看手诊说得准，便喊来她儿子对我说："孩子今年刚9岁，麻烦你给看看"，我指着孩子双手掌说："生命线均没有走到预期位置（图6-36-4），说明孩子家族里有肾结石遗传史信息"，孩子母亲说："还真是啊！"孩子他二伯、姑妈都患过肾结石，住过医院；又问："怎么防范不发病呢？"我答：尽量晚上不要喝牛奶或吃含钙量高的食品，因为晚上睡觉后小便次数少，尿液内含钙量高，这会增加泌尿系结石风险，发病率就会高。

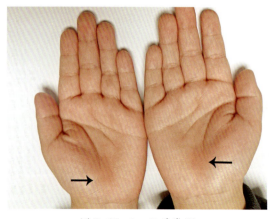

图 6-36-4　双手掌图

一连看了好几个人，他们都说我看手诊神奇，望诊水平高，都要求加我微信，还问我在哪个门诊上班，要带人来找我看病。

两周后的周六下午，果然有两位女性带来6个人到我的门诊让我看，那个有盗汗的小男孩母亲高兴地对我说："吕大夫，用你说的内服外用方法，孩子真的第三天晚上就几乎没有盗汗了，也爱吃饭了，头发也自然了，没有以前那个一撮一撮的样子了……"

体会：大学毕业刚来门诊那段时间，对望诊还不那么认可，通过跟赵理明老师门诊学习一年时间后，我对望诊有了深刻的认识。看手诊病易学易懂，一用就灵，对病患有着"一分钟接近法"的作用，我仍在认真学习《望手诊病图解》《望面诊病图解》《一病多方快速诊法》《中医古今诊法集萃》等望诊书籍，同时，更重要的是要勤临床，善于总结，才能提高以后临床望诊之术，我现在门诊看病时，逢人必看手观面，努力把中医望诊技术发扬传播。

赵老师为了鞭策我，经常说："学医是个苦差事，无论你睡得有多晚，总会有人比你还晚，无论你多努力，总会有人比你更努力，无论你有多辛苦，总会有人比你更辛苦，放弃二字15画，坚持二字16画，成功就在放弃和坚持多一笔画之中，差之一笔，失之千里。"赵老师有时还这样鼓励地称呼我："手诊侠吕"。

西安颐君堂中医门诊部 青年中医师　吕博静　撰述

三十七、望手面诊看健康给我工作带来很大的帮助

我叫李梅，是西安市长安区黄良卫生院的一名中医临床工作者。2016年，我有幸跟随赵理明老师学习手面诊病技术，赵老师讲课生动有趣，都是实践性极强的干货，教会我们在门诊临床上用望诊的技巧，所学及能用，从手面上观察疾病，根据观气色、部位、纹路的不同来判断，丰富并拓宽了我临床望诊视野！我非常感恩。赵老师知道我在基层中医师，我每次有不懂的问题，就微信或电话问他，他都给予耐心的解答和帮助，他既是我学医路上的良师，也是益友。

下面我举3个病例来说明观手面对临床有很强的实用性指导作用。

病案一：周三上午门诊，白某，男，66岁，患者主诉头晕难受有近一年了，去医院做CT检查没有异常，看病吃中西药也没有多大疗效。我观其双手发现：①左手智慧线弱细，可有可无。②右手掌是通贯掌。记得随赵老师门诊跟诊时，他说过，这种大脑易疲倦，疑似脑内有实质性增生物压迫所致，应做加强磁共振检查排除才行。便强烈建议去做加强CE-MRA检查排除。一周以后，患者来门诊高兴地说，他去医院检查结果显示小脑有小囊肿病（图6-37-1）。通过这个患者，我对学习观手诊病更有兴趣了。

病案二：武某，女，65岁。因不忌口吃火锅，来门诊看腹泻病，右目内如钟表12点处上方有"U"字形血管浮露。左手掌肝分线变化成变异

线，为严重肝损伤史。正说话给手诊分析时，患者说她患丙肝已经二十几年了（图6-37-2、图6-37-3）。

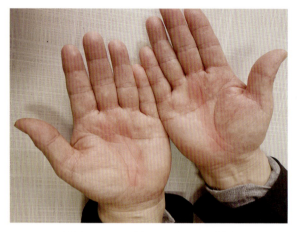

图 6-37-1　男，66 岁，双手图

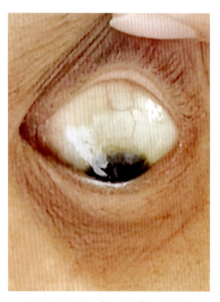

图 6-37-2　女，65 岁，目图

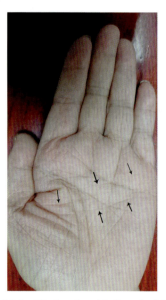

图 6-37-3　女，65 岁，左手图

病案三：丁某，女，47岁，来门诊看面神经麻痹，俗称面瘫，主诉发病已两周（图6-37-4、图6-37-5）。就诊时，我按照赵老师亲自教给我的方法对患者面瘫立即见效。方法一：《一病多方快速诊疗法》书上所载："口眼歪斜之法，可令一人抱住身子，另一人捏住患者歪斜之耳轮，又令一人摩其㖞斜之处者至数百下，面上火热而后已，少顷口眼如故矣。此皆摩法也。"方法二：摩到患者病脸发热皮肤柔软，尽量手要触摸到皮下的条状团筋结节，再稍稍用力揉搓开来。患者病脸侧当时恢复80％以上，讲话也不走漏气了，真喊神奇！故，在此介绍一下同大家分享。

西安市长安区黄良卫生院中医　李梅

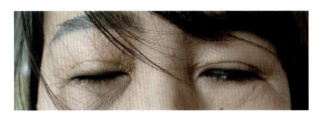

图 6-37-4　47 岁，面孔图－1

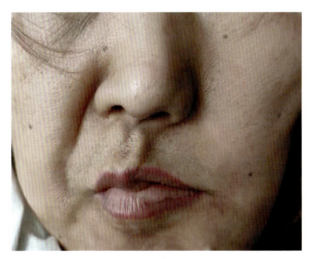

图 6-37-5　47 岁，面孔图－2

三十八、我跟赵理明老师门诊学习体会

我是通过阅读《一病多方快速诊疗法》这本书而认识赵理明老师的。

我无意中在网上看到这本书，然后就买了一本，照着书上的很多方法给患者治疗，发现这本书不仅是疾病治疗思路方案的罗列，而且是行之有效的治疗方法。通过这本书的学习，患者的疗效好了很多，有时也照着书上的治疗建议给家人调理。这本书使我的眼界宽了许多，治疗的思路多了很多，打心眼里感激赵老师，特别想拜访一下赵老师。

最近流感肆虐，孩子咳嗽一个月也没有好转，我自己束手无策。我想到了赵老师，于是我带着孩子找到了他上班的西安百明门诊部中医科。在一般人的想法中，名医都是很难接触到的，架子很大。但见到赵老师，我完全颠覆了之前的观念和想法，他幽默风趣，平易近人，不仅是位基层名医，而且医德高尚，我内心产生了一个强烈的想法，要跟这位老师学习，虽然我没有十足的把握这位老师肯教我，但最后还是试探着说出了我的想法，老师笑着说了一句："本地娃来门诊方便，想学就来"。

接下来，我开始了跟诊学习，在跟诊的过程中，遇到一些典型的患者，赵老师总是说几遍，其实是在有意地提醒我学习记忆。比如，他看到一位60岁女性患者右手掌肝分线被好几条竖干扰线干扰，说是患肝病史，患者连连点头，立即说她就是"小三阳"肝病（图6-38-1）；看到一位78岁老翁患者，耳垂上方小气泡样水肿包，为慢性支气管炎、肺气肿信息（图6-38-2）；还看到一位67岁女性，大拇指节掌面有明显的"米"字纹，为近期压力性头痛信息（图6-38-3）；看到7岁男孩，双耳垂根位呈现明显小凹陷坑，提示盗汗（图6-38-4）；看到一位59岁男性患者舌下面有几个溃疡红色斑片，为萎

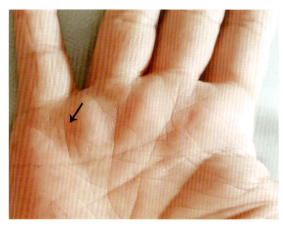

图6-38-1　60岁女性右手掌图

缩性胃炎，患者诉说胃镜已经证实是萎缩性胃炎，现发作胃痛，来门诊要求开中药治疗（图6-38-5）；看到一位年仅26岁的姑娘，赵老师注意到她手指背关节处皮肤较厚，便询问其是否有遗传性胆囊结石。患者回答说，她因结石已经切除了胆囊，赵老师告诉她说，要坚持吃早饭，以防胆管再发生结石。（图6-38-6）；一位35岁女性经人介绍来门诊找赵老师看不孕症，赵老师用左手食拇指分别捏住她的双手食指甲根，右手食拇指摆动她的食指甲，发现甲根有抽屉一样摆动晃荡明显，说明卵巢管堵塞，左侧堵塞更明显，患者说就是就是，说着拿出医院做的拍片（图6-38-7）。

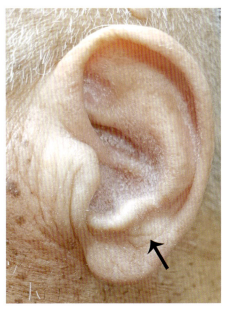
图 6-38-2　78 岁老翁耳图

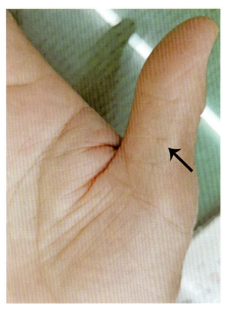
图 6-38-3　67 岁女性手掌图

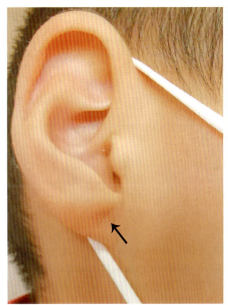
图 6-38-4　7 岁男孩耳垂图

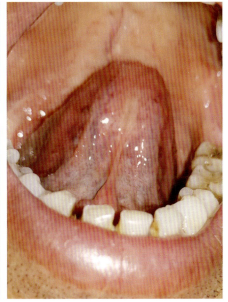
图 6-38-5　59 岁男性舌下图

　　另外，赵老师临床惯用经方，比如，在2023年11月29日（周三）下午门诊中，一位40岁山东籍程姓女性患者，诉说她被顽固性咳嗽折磨了3年

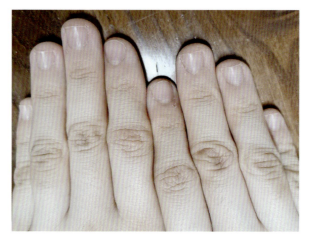

图 6-38-6　26 岁女性双手指背图

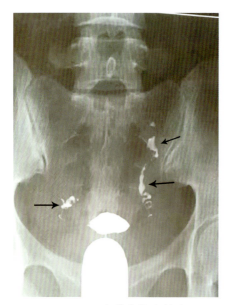

图 6-38-7　卵巢管堵塞拍片图

多，经人介绍来找赵老师治疗，吃药 3 剂就不再咳嗽，7 剂吃完以后再没有发作了，今天下午，她还带着单位领导来看胃病。我翻开门诊日志查阅，发现老师给她治疗咳嗽的方子是《伤寒论》357 条的麻黄升麻汤原方，共 7 剂。

还有很多其他的案例，我就不一一叙述了，跟诊的过程，使我加深了对中医的理解，实现了质的飞跃，更加丰富了我对中医的视界，同时，让我觉得手诊面诊真的太神奇了，我需要做的事情和能够做的事情还有很多。

赵老师每看一个患者，都会伸出左手，四指握着患者右手手背，大拇指指端向患者手背方向揉按患者食指掌骨处的大肠经来，以此来测试患者大肠内是否有浊物（图6-38-8），他还会结合看面、观手、把脉、望舌苔等多种诊断方法，遇到有的患者老师还会用手背触患者胸部温度，进行腹诊，并详细问诊患者疾病相关情况，他会综合分析后再开方，最后还特别给患者强调吃药和忌口等注意事项。

目前，我跟赵老师门诊学习了仅几次，但已经学到了很多东西，包括手诊、面诊、腹诊及施方治病。每一次跟诊都让我能量满满，加深了我对中医学习的浓厚兴趣。每天我上下班路上，我都会背诵方歌及当天门诊诊病回忆过程，下班回到家，我就开始研读赵老师书籍，赵老师告诉我："一定要好好研读、精读《伤寒杂病论》"。我一定要好好跟诊学习，珍惜来之不易的机会，研读中医，努力成为医德高尚、患者心中的"医中之杰，铁杆中医"。

西安医学院第三附属医院 主治中医师　关心乔整理

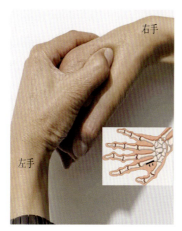

如图：左手四指握住右手背，左手拇指端向右手背偏上揉按大肠经，以皮下无结节无痛感为宜。平时做有利健康！

图 6-38-8　揉右手大肠经图

三十九、我幸运遇见手诊

我叫张丽艳，是山西运城一位科班出身的青年执业中医师。作为初入中医临床的小中医人，我曾感到迷茫，时而充满斗志，时而垂头丧气。但2023年5月，受聘在西安雁塔小寨藻露堂中医医院工作时，遇见了临床手诊研究传播者赵理明医师，他潜移默化地影响了我，无形中给了我学习中医的力量。

记得见到赵老师的第一感觉，就觉得他风趣幽默，是那种接地气的幽默，非常有意思，所以，在他的诊室常会听到他和患者交流的欢声笑语，不管是对我们跟诊的医助还是对患者，他都非常和蔼。他擅长手诊、面诊，这些都是他通过一次次的凭借实践经验与细心发现总结提炼的，临床准确率很高，他每次手诊、面诊发现一些疾病时，我和患者都会觉得神奇。这种手面诊技术一下子拉进了医者和患者之间的距离，能让患者很快放松下来。

跟诊赵老师的过程中，我学会了很多，比如，有位60岁的男性患者，

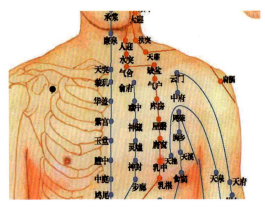

图 6-39-1　中府穴图

怀疑自己是不是得了肺癌。赵老师除了看手诊、双耳及目诊、舌诊，判断肺癌还有一种简便方法，用大拇指点按患者肩胸处的中府穴，看是否有压痛或刺痛感，如疼痛感明显，建议患者去医院进一步检查（图6-39-1）；看到一位65岁妇女，说她双侧鼻隧纹分叉杂乱，为风湿性关节炎，那位女性说你咋知道？双膝盖已经换成金属关节（图6-39-2）；看一位老奶奶左手智慧线与感情线之方庭有小"+"字纹"↖"，为心律失常信息，那位奶奶说医院检查就是心律失常，又说她左手有肝损伤线被干扰"↓"，有肝病

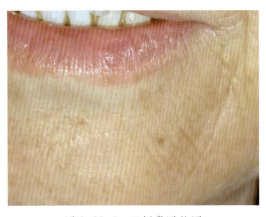

图 6-39-2　双侧鼻隧纹图

史，老奶奶说她就是乙肝携带者小三阳多年（图6-39-3）。还有看到58岁男性，手掌指呈大甲明显，为长期咳嗽慢性支气管炎史，患者立即说他气管炎咳嗽几十年了（图6-39-4）；看到一位小伙子，右手掌智慧线中断，为受伤性头痛史，小伙说他幼年从高处掉下头受伤，劳累或变天就头痛发作（图6-39-5）；观一位青年女性右耳后背，胆囊反射区有小颗粒肉结，为胆结石病（图6-39-6），手背指节纹发黑，提示有胆囊疾病（图6-39-

7），女患者连连说她真的是胆结石病啊。

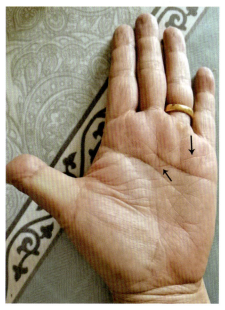
图 6-39-3 老奶奶左手掌方庭图

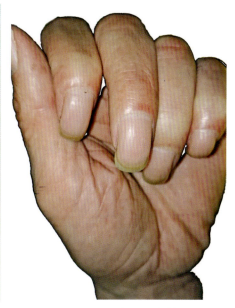
图 6-39-4　男，58岁，贝壳样大指甲图

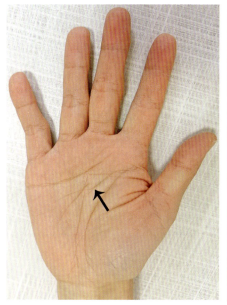
图 6-39-5　智慧线中断图

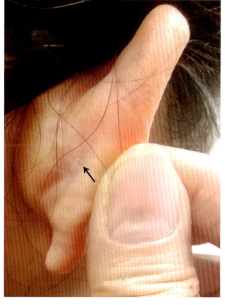
图 6-39-6 右耳背胆囊反射区图

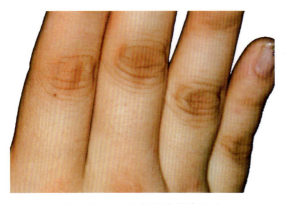

图6-39-7 手背指关节发褐色

这些手面诊知识我在参加每周下基层社区义诊时应用，得到了患者的肯定，这给我增加了学习手面诊知识的信心与力量。

除了手面诊，赵老师在辨证施方时，也是以经方为主，方剂小，费用低，以有效愈病为原则，尽量为患者减轻经济负担的同时治疗患者的疾病，记得一位40岁的女性患者说他月经时间长，量特别大，止不住，赵老师说："哪能一直这么流下去不管呀"，说着便开方：煅龙骨30克，蒲黄炭15克，艾叶炭10克，并告诉其回家抓大米一把，一同水煎服，那位女性看到处方问这么几味药，这么点钱可以治疗吗？她去过很多地方，花了不少钱都没治好。赵老师耐心地给她讲解，治愈疾病不是花钱多少来决定的。之后，在门诊时我看到了这位患者说她确实月经止住了，非常感谢赵老师。还有一位中年女性，因服用大量刺激的药导致胃出血，差点做胃部手术止血，赵老师用一味白及打粉止住了患者的胃出血，他说白及质黏而涩，是收敛止血要药，后来我还专门去药房抓了几片白及问他，这哪里是黏的。他说："你可以在嘴里咀嚼一下或者打成粉看看。"使我更进一步认识了白及。有一位43岁男性患者，姓杨，来门诊主诉说他，心慌慌的感觉都要快跳出来七八天了，去医院做检查无心脏病，又说他难受的欲死一样，老师边把脉边观舌苔说，"反复颠倒，心中懊侬，栀子豉汤主之"，患者一看处方竟然只有两味药（炒栀子12克，淡豆豉30克）3剂，水煎服，有些疑惑。大约一周后，患者带他一位同事来门诊看手掌心裂缝疼痛又痒的病症时，反馈说："没想到快要吓死我的病，只有简单的两种药给镇住了。"

除了专业知识上的学习，我发现赵老师与患者沟通时，总是以鼓励患者，给患者战胜疾病的信心，还特别提醒患者要注意忌口等健康的生活方式，从不吓唬患者。对我们也一样，尽管他把手面诊的经验知识毫不保留地在所著书上已经分享给大家，但在接诊遇到我们需要学习的内容时，总会耐心地指给我们看，让我们更直观学习到手面诊，留下更加深刻印象。起初，我看到赵老师接诊患者既熟练又快速，心里十分羡慕，殊不知，这种快速诊疗的背后，付出了多少心血。因此，他的临床故事很多。闲余之时，我就成了爱听他讲故事的人，口头相传的，不仅是故事，更是一种力量——对专业知识的学习，对医学之路的坚持，对仁心仁术的思考……

路漫漫其修远兮，吾将上下而求索。业精于勤，荒于嬉。加油！无比幸运的我！

西安市雁塔区藻露堂中医医院　张丽艳

四十、我学习手面诊临场发挥心得

2000年8月份，赵理明医师被中国中医研究院健康养生按摩丹东培训基地邀请来丹东市讲授手面诊医学知识，我有幸参加学习并认识了赵老师，随后连续5年都请赵老师来丹东讲座手面望诊之术。通过跟老师学习，我的观面望手诊病水平有了很大的提高。

有一次，我到北京参加学习，全国各地来了很多同学，其中有几位是上海来的，课余时间，我给其他同学看手诊，他们也好奇的过来让我给看，其中有一位女士把手伸过来，我一看她的手掌智慧线上有4个小岛纹，方庭还有一条承接智慧线同感情线的贯桥线。我说："你心脏有问题，有时候心悸，小时候患过心肌炎"，她惊讶地看着我说："太神奇了，你说得太对了。"她一下子对我的态度来了个180°的大转弯，每次下课后都主动来找我聊天，说要跟我学习手面望诊之术。

还有一次是夏季，上级主管部门到我们学校检查工作，校长外出办事。我微笑着对他们说，你们等一下，我先给你们看一看手诊，这是一位男性，年龄大约40岁，我一看他手掌无名指下方庭有叶状岛纹相切于感情线和智慧线，便告诉他："近期压力太大了，也代表有乳腺增生信息，经他同意，我摸了他左侧乳房的外侧，皮下有一个结节，稍一用力，他就"啊"的一声，说很疼（男性如果有疑似乳腺增生信息出现，首先要排除肺部恶变病），我问他是不是做过剧烈运动？或者是当过兵？他说当过兵，当兵的时候经常打篮球，有一次被人撞伤过，现在活动稍不注意，就会引发那个部位疼痛。我建议让他去医院做一个胸部检查，如果有问题及早治疗。他态度马上缓和了，说既然校长不在，那就下次再来吧。"

学习观面望手诊病知识，不但能为家人、朋友以及周围人提早发现疾病、解除痛苦，还能通过望诊之术拉近人际关系、缓和气氛，甚至成为解决生活中棘手问题的切入口。我有很多这样的案例，感谢赵老师对我们的谆谆教诲，让我有了今天的收获。

虽说我讲座手面诊法课好几年了，但仍然忙里偷闲，反复研读《望手诊病图解》《望面诊病图解》等书籍，在这条不断发展手面诊道路上努力进取，勤奋耕耘传播。

风霜染鬓，仍在兴趣地探索手面诊法之术，这是我步入老年对生命有了更深层次的理解与尊重的体现。

下面我列举几个案例同大家分享共同学习。

案例一：男，58岁，某公司董事长。分析：①左右手掌震位有横凹槽，双手掌皮肤有筛状白斑块，提示长期胃炎、消化不良信息。②双手掌手腕线均为四道线，为此人家族长寿遗传信息。③右手掌非健康线上有小岛纹，为肝囊肿信息。④双手掌均有平行的太阳线，为成功人士者，手诊后事实证明：此人不但非常有钱、资产雄厚，而且还是书法家，多才多艺，是当地的名流人士。⑤右手食指下巽位皮厚，并有十字纹，为胆囊结石手术史（图6-40-1、图6-40-2）。

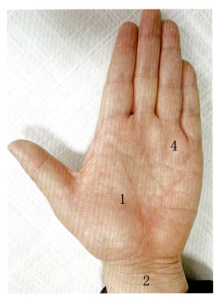 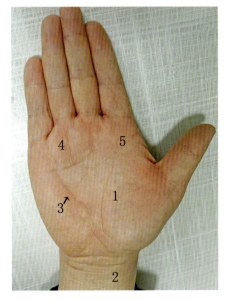

图6-40-1 男，58岁，左手掌图　　图6-40-2 男，58岁，右手掌图

案例二：男，37岁。分析：①手掌皮肤看上去皮硬纹杂，为鱼鳞皮肤遗传信息，以双小腿皮肤粗最为明显。②食中指缝下掌面有方形纹符号，为长期慢性鼻炎史。③震位有条状鼓包，为近期胃胀气信息（图6-40-3）。

案例三：女，35岁。分析：①生命线上方有大岛纹，提示乳腺增生或甲状腺功能方面信息。②智慧线中央有岛纹，提示防止眩晕病发生。③震位凹槽，提示应防范胃炎，忌口生冷食物最重要（图6-40-4）。

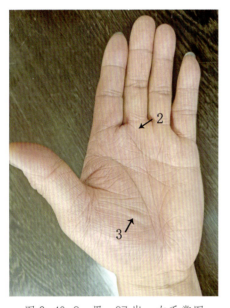

图6-40-3 男，37岁，左手掌图

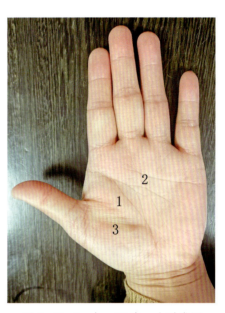

图6-40-4 女，35岁，左手掌图

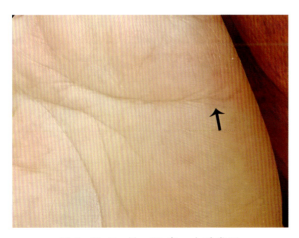

图6-40-5 男，35岁，左手掌图

案例四：男，35岁。分析：左手掌小指下感情线起点有几个岛纹，为长期耳鸣史（图6-40-5）。

张桂玉2024年1月31日于辽宁省丹东市元宝区 高级按摩师，健康管理师

四十一、我学习手诊的心得体会分享

我是一位营养师兼健康管理师。学习手诊的契机，源自2008年。当时，一位化妆品公司业务经理来到我的养生店，他刚从广州化妆品博览会归来，认识了赵理明老师，说赵老师通过手掌纹理准确判断一个人的健康状况，准确率非常高。我当时就觉得好奇，于是就问有没有联系方式。他递给我一张名片，于是就这样加上了赵老师的QQ号，就开始了我学习手诊面诊及健康知识之路！在我请求之下，赵老师给我快递了他的培训用的学习笔记本，封面就印着："手诊铺就你成功基石，面诊构建你辉煌空间。反复是记忆的诀窍，实践是记忆的动力，联想是记忆的捷径。"

我认真学习了赵老师编写的手诊及面诊书，打下了坚实的基础，我又通过他组建的网络学习手诊群继续学习交流，群里经常发他门诊的重点案例图片及分析，鼓励大家在群里相互交流学习，赵老师在群里还提议"学习委员"来带领大家学习，经过几年的不懈努力，我在观手面知健康方面小有成就了。

其实，掌纹是人体内在气机的一个外在的显现。人从父精母血开始，就秉承了一种先天的信息。出生后，受到了后天诸多因素如自然环境、社会熏陶、人文培养，教育等因素的影响，还包括自己的所思所想，健康状况，对掌纹形成变化都是至关重要的。所以，看掌纹，它有先天的掌纹，也要考虑后天所形成的干扰因素。

我刚学习掌纹时，非常执着地想弄清每一个掌型、掌丘、纹线、符号具体含义。为了看精准，我采用分门别类反复观察的方法，比如说智慧线代表什么？短代表什么？长又代表什么？短过中指代表什么？长到月丘又代表什么？掌面的三角形纹代表什么？在感情线上代表什么？在智慧线上出现代表什么？……然而，当我进行具体案例分析的时，如果是这样去学习，那么，这些符号、纹线所代表的意义就非常的孤立。也就是说在看一个人掌纹的时候，你会发现这个人哪里都有问题，心、肝、脾、肺、肾上面都有这种病理符号，而你就会抓不到重点，也就是说找不到一条主线把它们串联起来，找不到它所有症结的一个根本原因。

赵老师先后几次被邀请到厦门讲座手诊面诊讲座，我都参加学习，并同他交流我学习中遇到的问题。清楚地记得，2009年3月3日，他在讲座

时对大家说的一句话，我印象十分深刻："手诊面诊知识，你对它懂得越多，它就会对你的工作和健康帮助越大。"有位学员见老师讲的都是他临床上总结的实实在在的干货知识，以及治病简便方子，调皮地问老师说，您把这些真东西教给了别人，就不怕别人夺了你的饭碗？老师微笑了一下说：世界上的人，我一个人救不完，世界上的钱，我一个人也挣不完，只要勤于临床，总会有新的发现啊！做学问要扎实，不要图虚名，要生命力长才对，不要烟过云去，毫无意义。

经过反复看书对图学习和赵老师当面指导后，我就大胆尝试着给我的客人看手诊，这样最能锻炼自己。清楚地记得2012年一天下午，我给一位54岁阿姨看手，看出了她有子宫肌瘤信号，她说两年前体检发现了，做了微创手术。又说她手掌生命线包围大拇指酸区肥大，家族有高血压遗传史，说她父亲就是高血压患者。也给围观的十几个人看了手诊，当时几个人就说：真的太准了，好神奇……大家这样评说，提高了我的自信心，能帮助到别人我心中十分愉悦。

现把老师以前发在手诊交流群里，让大家自己分析的几个病例与大家分享，我对这几个病例的分析，都被老师点赞正确。

病例一：女，60岁。①双手感情线均在中指下明显地一分为二，双手方庭均有贯桥线，为家族性冠心病信息，应积极防止心肌梗死的发生，患者当即回应说她父母均是冠心病患者，父亲又是突发心梗去世的。②右手食指下有明显十字纹符号，为胆囊结石信息，患者当即说她因胆囊结石已经做了胆囊切除手术，但建议坚持吃早饭，以防胆管再生结石。③智慧线上有明显的"米"字纹干扰，为瘀血性头痛信息，患者告诉她就是头痛发作时固定不变刺痛。④双震位有横凹槽，为长期消化不良信息（图6-41-1）。

病例二：女，58岁。①双手掌大鱼际皮下发青黑色，为近期腰痛信息，患者说就是来门诊看腰痛的。②右手生命线走到二分之一消失，末端分小叉，为家族有脑出血遗传史，患者说她妈妈，外爷均是脑血管病出血去世的（图6-41-2）。

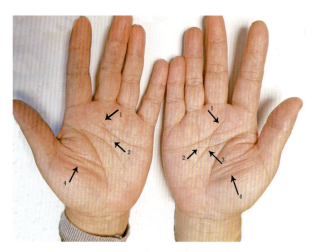

图 6-41-1 女，60 岁，双手图

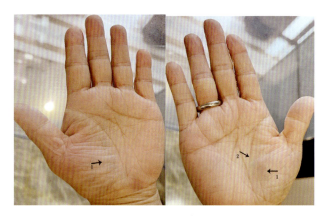

图 6-41-2 女，58 岁，双手图

病例三：女，59 岁。手掌在没有涂油的情况下明亮，提示高尿酸引起痛风性腿痛（图 6-41-3）。

病例四：女，10 岁。①左手掌感情线呈现锁链状，为呼吸道功能差，易感冒。②智慧线同生命线相交汇，呈现方格交错状，为幼年遗尿遗传史，孩子母亲说就来门诊看尿床的，又说她爸爸幼年就尿床情况。③生命线走到三分之二没有走到位置，为家族有泌尿系结石遗传信息。④有明显的美术线，说明此小姑娘有画画的天赋特长，母亲当即说孩子现在正参加美术业余班培训学习（图 6-41-4）。

福建省漳州市南靖县龙山镇营养师、健康管理师　游燕丽整理

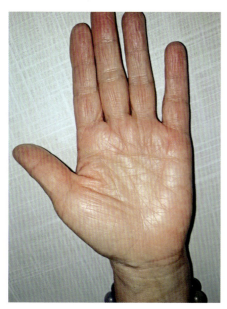

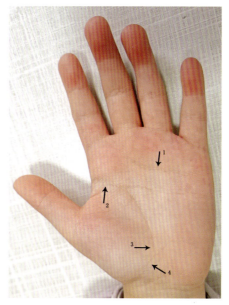

图 6-41-3　女，59 岁，左手图　　　图 6-41-4　女，10 岁，左手图

四十二、我因患病热爱上了太极拳和中医望诊之术

我从小体弱易患病，因此，对健康方面知识有着浓厚的兴趣。

2018 年，我在网络上偶然看到了赵理明医师讲解的手面望诊之术的文章。2021 年，当我 33 岁时，出现"三多一少"的症状，并被医院确诊为糖尿病。曾在当地县市医院治疗，后来通过注射胰岛素和服用瑞格列奈、二甲双胍等药物来控制血糖。随着时间推移，药量逐渐增加，身体也出现其他不适，便产生焦虑，控制血糖几年走了很多弯路。

由于身体健康问题，经我的太极拳师傅赵堡、太极名家周天赐董事长引荐认识了赵理明大夫，经过他中医调理一段时间，加上打坐练习太极拳，血糖逐渐恢复正常，饮食也正常了。现在，我从一名患者又成了赵老师的手面望诊学生，通过他的面授望诊学习，以及他编写的相关望诊书籍和培训资料学习，使我在健康管理工作上有了自己的体会和收获，我还多次被省外几家公司特邀在网络上给他们员工培训讲座望诊之术，我的这些进步成绩一是源于我的执着爱好学习，同时也离不开周老师和赵老师的鼓励支持。

赵老师的望诊书籍图文清晰，易学易懂，一病一纹理符号讲解，使我对中医望诊学习有了更深的感知。他讲解风趣随和，不但教会了我看手面诊的技巧，还学会了许多做人处事与沟通的技巧，深感受益良多。

几年来，我自身工作能力提升积累不少，主要是手面诊快捷掌握实践对我帮助很大，同时，自己身心健康受益也匪浅。我现在不论走到哪里，都会有不少人伸手让我给看健康，也拓宽了不少人脉圈和粉丝群。

下面我简略介绍工作中分析的三则病例同大家分享。

病例一：男，56岁分析：①双手掌酸区肥大，双手掌发红色，为高血压病信号。双手掌发粗纹杂乱，为先天性鱼鳞病皮肤信息。②双手大拇指节纹杂乱干扰线多，为头痛信息。③双手方庭均有贯桥线纹，为冠心病信号。分析完掌纹后，患者称赞我诊病技术十分精湛（图6-42-1）。

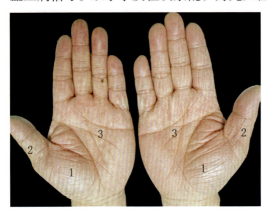

图6-42-1　男，56岁，双手掌图

病例二：女，53岁，观双手背五指背部位，发红比手背红，为血压不稳定信息。她自述是一位小学老师，经常吃高血压药来控制血压，就是血压不稳定（图6-42-2）。

病例三：女，48岁，①右手掌小指下感情线有岛纹，为幼年中耳炎史。②中指下感情线一分为二，分叉纹同主线一样粗，为家族有心肌梗死遗传史倾向信息。

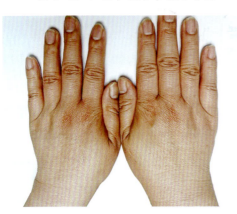

图6-42-2　女，53岁，双手掌背图

此人说家族中的确有三位亲属先后因心脏病去世（图6-42-3）。

西安市玉祥门外陕西灵株健康管理有限公司健康管理师　李凤姣

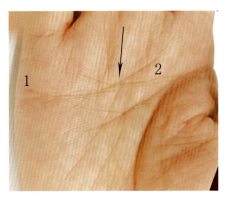

图 6-42-3 女，48 岁，右手掌图

四十三、我在北京观手诊帮助周围人

我同赵理明医师因工作原因于1986年5月14日上午在西安相识，掐指算来已经快40年了。

清楚地记得，1998年8月中旬的一天中午，我去赵医生上班的原部队整形外科医院聊天。西安雁塔区丈八乡某村有位姓张的中年男子来门诊急切地问赵医生，说他父亲瘫痪在床五六年了，因皮肤病找赵医生给治愈的，他说昨天晚上突然吐了半脸盆左右的血水，夹杂黑色血块，先后急送去3家医院都不接收，问能否吃什么中药或针灸给予缓解病情。赵医生笑了笑说，没事的，说明你父亲还能活几年，这是中医的吐法，把体内瘀积之邪给吐出来了。我当时为赵医生说的话真的是捏了一把汗。后来，那位老人真的身体渐渐好了起来，加上儿女孝顺侍候照顾好，活了整整9年，去世时87岁。

后来，我因工作关系到首都至今。我用赵医生教我的观手面知识，在北京常常给认识的人看手断健康，得到了大家的认可，每次朋友聚会，大家都伸手让我给看看身体健康如何，以后需要注意哪些方面，怎么样来养生保健。对看不明白或没有把握的手象信息，我就电话、微信现场发图片让赵大夫给诊断解释。现在，我周围已有好几个人对中医及观手象诊病感兴趣，还先后购买了《望手诊病图解》《望面诊病图解》《中医古今诊法集萃》等书来学习研究。

我有一个中国台湾朋友李先生，去年3月份的一天晚上我俩通电话，我听着他说话很难受的样子，我问他咋了，他说痔疮犯了很严重，医院让他做手术，说疼得受不了，我立即翻阅《一病多方快速诊疗法》一书，让他按照书上的方法立即去做，过了20分钟左右，李先生告诉我痔疮疼痛马上缓解了，不怎么疼了。李先生说他连续坚持做了5次，痔疮再没有发作，也免除了他手术之苦。像这类例子很多。

现在，我北京这边的朋友有什么不舒服，我都先看手面诊断一下，我在朋友圈子内也有了些许名气。

总之，望手诊病虽说同其他医学诊断一样不是万能的，但它非常简便实用，易学易掌握，对人们的身体健康帮助很大，值得普及推广。

下面举几例我在北京观手知健康病例与大家分享

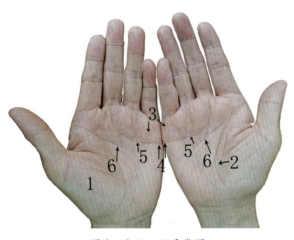

图6-43-1 双手掌图

病例一：女，60岁，知识分子（图6-43-1）。分析：①大鱼际肥大，为高血压信息。②右手掌生命线下方有长岛纹，为肾囊肿信息。③双手均有肝分线，为肝损伤史。④双手小指下感情线起点有岛纹，为中耳炎史引起耳鸣信息。⑤双手无名下感情线上均有狭长岛纹，为肝损伤史。⑥双手掌智慧线平直，说明此人性格十分固执倔强。为此患者分析解读时，她确认，自己从小体弱多病。中耳炎导致现在说话大声才能听见，医院检查肝损伤、高血压、肾囊肿。她又说自己性格固执倔强，认准一个事，一句话，无论是错误还是正确，都难以改变。此病例是咸阳市海通公司董事长王飞朋先生来北京出差时介绍。

病例二：男，66岁（图6-43-2）。分析：①小指下性线前有竖干扰线，为慢性前列腺炎信息。②性线下压，感情线起点有岛纹，为肾亏耳鸣所致。

病例三：男，55岁（图6-43-3）。分析：①左手掌大鱼际过于肥大，为高血压信息。②性线变深红色，为肾炎或慢性前列腺疾病信息。分析掌纹时，此人说自己是慢性肾炎和前列腺炎。

病例四：男，37岁（图6-43-4）。分析：双耳垂上方枕部位有明显鼓包，为此人患有强迫症。

北京市东城区泫昌（台）电子科技公司 王安平

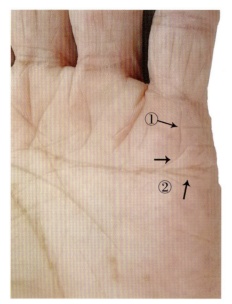
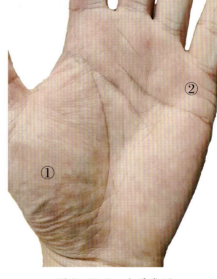

图 6-43-2　左手掌图　　　　　图 6-43-3　左手掌图

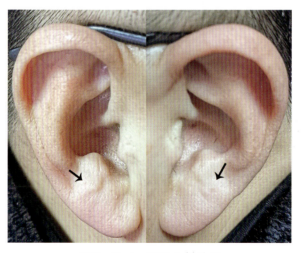

图 6-43-4　双耳朵拼贴图

四十四、我在日本用手面诊

我叫杨舒涵，是来自陕西的一位姑娘。2008年，我多次在西安参加赵理明老师的手面诊培训班学习。现定居日本十余年了，一直从事健康管理方面工作。熟练掌握手面诊知识不仅我自己受益，也让我的亲人、朋友、客户都在受益匪浅，同时，这一技能为我在健康管理工作铺就拓宽了道路。

在国外工作期间，我经常通过QQ和微信与老师交流学习，每当我发给老师在日本遇到不大理解的手面照片或健康咨询时，老师总是耐心予以讲解。

在日本打拼多年，手面望诊技术为我的业务拓宽了带来了意想不到的好处和极大的帮助。与朋友或同陌生人交流时，运用手面诊能瞬间拉近人际关系，特别是当得到对方的认可时，我的学习信心就会倍增。

我现在对观手诊面看肠胃病、胆囊结石、脑血管、关节炎、乳腺增生、子宫肌瘤、颈椎病等常见病，可以说非常准，常让对方感到神奇。

在此，我分析在日本观几例手面诊病案与读者分享。

病案一：男，41岁，双手掌分析：①双手均有通贯掌，提示易发生头痛病。②双手食中指缝下掌面缝杂乱，提示呼吸道易感染，慢性咽炎信息。③十指第一指节指纹均呈现孔子目纹，为此人大脑聪明，知识分子信息（图6-44-1）。此人没有等我分析完，就直呼太神奇了。

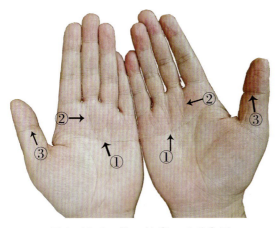

图6-44-1 男，41岁，双手掌图

病案二：男，32岁，左右手掌分析：①左右手掌酸区肥大明显，为家族高血压遗传信息。②双手自然伸手掌时，食指无意自然分开，为此人性格常常霸道。③右手掌智慧线下弯走流到月丘，为此人性格固执易钻牛角尖（图6-44-2、图6-44-3）。正分析此小伙双手，旁边一位女士说太准了，他就是家庭里有高血压病史，性格霸道还偏执。

病案三：男，30岁，双手掌分析：①左右手指腹均有竖皱褶纹，为近期消化不良信息。②双手掌月丘处皮凹陷皮皱褶，为近期腹泻发作信息。③双手掌碱区大而酸区小，为低血压信息。此人手掌信息分析后，该小伙子张大嘴巴，直呼太不可思议了、太神奇了（图6-44-4、图6-44-5）。

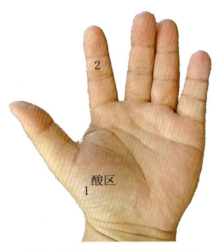

图 6-44-2　男，32 岁，左手图

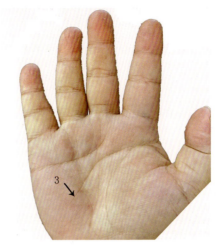

图 6-44-3　男，32 岁，右手图

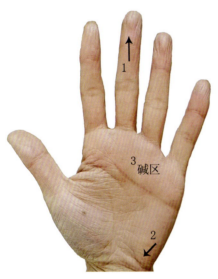

图 6-44-4　男，30 岁，左手图

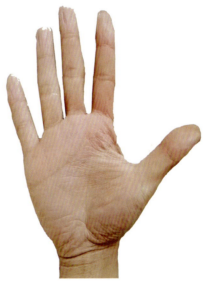

图 6-44-5　男，30 岁，右手图

　　病案四：女，39 岁，面诊分析：①双眼皮下呈铁皮青黑色，为近期睡眠不好所形成。②人中下宽上窄，为子宫后位信息，易患腰痛（图6-44-6）。

　　病案五：女，66岁，面诊分析：①双侧鼻隧纹分叉，为关节炎信息。②鼻隧纹环口唇下，为慢性胃炎史（图6-44-7）。

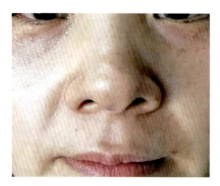

图 6-44-6　女，39 岁图

病案六：女，9个月，面诊分析：口唇明显呈现紫色，提示先天性心脏病信息（图6-44-8）。

日本东京千叶县松户市　健康管理师　杨舒涵

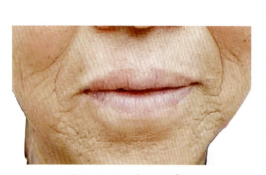

图 6-44-7　女，66 岁图

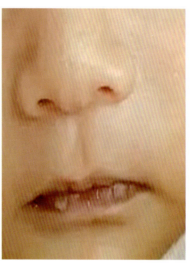

图 6-44-8　9个月小儿口唇图

四十五、学会手面望诊能拉近彼此关系成粉丝

数年前，一个偶然的机会，看到了赵理明老师编写的《望手诊病图解》《望面诊病图解》等相关书籍，于对一个有着传统文化根基，尤其是有着极深中医情怀的人来说，无疑是锦上添花了。在广州中医药大学学习近6年期间，我的《伤寒杂病论》学得还算顺利，对其平脉辨证下了一番功夫，又在广东中医药大学第一附属医院呼吸科跟师黎同明教授学习肺系疾病近3年，系统地学习中医，包括脉诊、舌诊。

"望而知之谓之神"。手诊和面诊作为望诊的重要组成部分。如要做一个合格的中医师，望、闻、问、切的四诊合参功夫容不得半点马虎，学好四诊，相当是拥有了可移动的"体检中心"，具有"简、便、廉、验"的功效，既可识疾病之根源，又可提前捕捉病之趋势。要掌握这些"察言观色"的本事，可要下苦功才行！

有幸得到赵老师的悉心指点，鼓励我学好相关知识，锻炼过硬本领。

我白天工作之余，有空就多看同事、朋友的手掌纹路的深浅和指甲、手掌皮肤厚薄、颜色等。晚上翻阅赵老师的手面诊书籍，又用微信同老师交流学习。慢慢地，我的"阅人"之术得以提升，渐渐地会有熟悉的朋友主动、好奇地向我"请教"，这也拉近了彼此的关系，他们成了我的"粉丝"。

有一次，我去理发，见一女中年顾客左眉间有一黄豆大小的黑痣，我试着问她是不是有腰痛？她好奇地问我怎么知道的？这件事我后来请教了赵老师，他说是概率问题，并要我谨记，望手诊的重要性不在识其病，而在于识其病势，预防疾病是重中之重！

通过学习实践手面诊之术以后，我深信望面观手知健康的二者组合，就像两个椭圆之间的交集，既相互重叠，又并不唯一，为了人们健康服务，我们应该去努力探索、实践，求之，学之，悟之，明之，得之，受之，因为，实践是研究手面望诊之术之根！

下面我列举几个我观手诊健康案例，与大家共同探讨学习。

案例一：女，46岁。分析：①双中指第一指节均有双层指节纹（孔子目纹），为此人聪慧，善于学习，自幼学习自觉性强，双手大拇指节掌面又有横掌纹，为口才好（口才线）。手诊分析时，她确认自己是某985大学研究生毕业，现在某大学当老师。②双手感情线均呈现锁链状，为自幼呼吸道功能差。③双手中指下感情线末端均分明显大叉纹，提示家族有心肌梗死信息，勿长期熬夜和劳累过度。④左手生命线下方线上有小岛纹，为子宫肌瘤信息。⑤双手大鱼际皮下发青色，为大肠浊便信息，压揉右手食指掌骨大肠经时，皮下有结节，叫喊痛感明显。⑥双手生命线均没有走到位置，提示家族有肾结石信息。给此人还没有手诊分析完，她就抢话头说，说的以上全对，以前对中医有偏见，通过看手诊后，更加深信中医了（图6-45-1）。

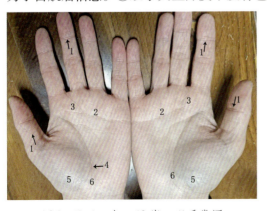

图6-45-1　女，46岁，双手掌图

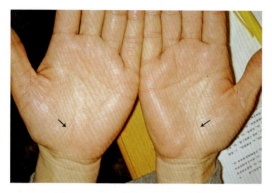

图 6-45-2　女，26，双手掌图

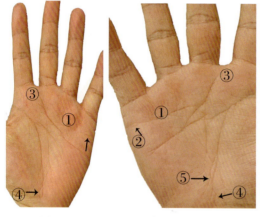

图 6-45-3　男，34 岁，双手拼图

案例二：女，26岁。分析：该女性双手在没有涂油的情况下，手掌发光亮像涂油感觉，为尿酸增高信息，双手生命线末端分大叉纹，提示关节炎正在发作期。分析此人手掌时，她说关节炎已经折磨她好几年了，尿酸也高。我告诉她，合理饮食，少吃肉类很重要（图6-45-2）。

案例三：男，34岁。分析：①双手均有肝分线，为肝损伤信息。②双手肝损伤线及感情线起点有岛纹，为肾亏耳鸣信息。③双手感情线走流入食中二指指缝，为长期消化不良信息。④双手掌地丘均有小岛纹，为痔疮信息。⑤右手下方生命线上延伸出来狭长岛纹，为提示此人易感到乏力（图6-45-3）。

广药集团和记黄埔中药公司　陈沛汉中药师健康管理师

四十六、学习手面望诊之术能提前干预远离疾病

我叫龚炳峰，广东人，中山大学MBA毕业，现任广州聚美星汇健康管理有限公司总经理。2005年，我和赵理明老师在广州有缘结识，并了解到中国传统医学的手面望诊之术。

我公司从事营养食品的销售已有20余年，一直为广大人群塑造健康护养而努力。手诊面诊简洁实用，不仅弘扬了传统医学"治未病"的理念，而且能够防患于未然，提前预判人体五脏六腑的健康变化，从而达到及时发现，提前干预，远离疾病的效果。我公司与赵老师先后合作举办了近百

场的手诊面诊培训讲座，我们学习后并运用到了实践中，惠及了数万人。

手诊面诊在实际运用中已经充分证明了它的科学性和准确性。希望有更多的健康从业人员和手诊面诊爱好者能够认真学习传承中医文化，普及手面望诊之术！

下面列举一则我学习手面望诊技术的案例故事同大家分享。

周五上午10时许，李某，46岁，职业会计。来公司咨询购买营养食品调理身体。我看她身材矮小消瘦，头发干燥枯稀，脸色干黄且气色差，口唇干巴起皮，双目下眼皮呈现铁皮青色，就对她说，你需要补气养血来调理。她半信半疑的眼神对我说："你说的对，但就这么一眼能看出我身体状况，能否给我细看看？"我便解释：你口唇干且起皮，说明你下身干涩发痒，双目下眼皮铁皮青色，说明你睡眠质量差。说到这里时，她一下

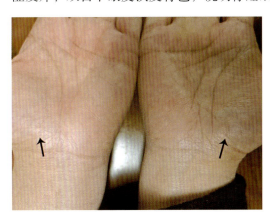

图 6-46-1　女，46岁，双手掌图

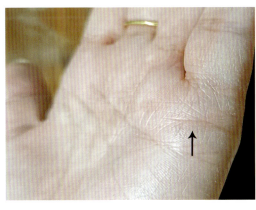

图 6-46-2　女，46岁，左手掌图

拉着我坐在沙发上，伸出双手说："快给我细看看，早就听说贵公司人会看手看面诊断健康。"分析：①看她双手生命线末端地丘均有小"＊"字样符号，就说有肾结石信息。她说就是就是，我肾结石都住院治疗过（图6-46-1）。②当看到她左手小指下性线分几个小叉，就对她说，你口唇干，性线分较多小叉，说明你夫妻生活长时间不和谐，且私密处毛发几乎脱光，阴痒，此时，她一下子含泪说，您说得太对了，实话说，我已经离异整整11年了，我一个人带孩子压力也大（图6-46-2）。③舌诊分析：舌苔白腻，提

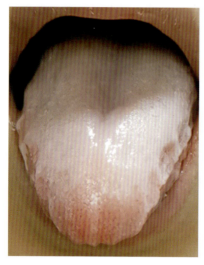

图 6-46-3　女，46 岁，舌齿痕图

示消化不良无食欲，心情郁结，舌质淡白说明畏寒，舌齿痕明显，身体虚弱。她诉说，她一天一天不知道饥饿，怕冷总比别人穿衣服多（图6-46-3）。

广州市白云区富和路　龚炳峰

四十七、研习手诊面诊学问不能被夏虫之见干扰

我研习赵老师的手诊面诊书有快二十年了，十多年前，我有幸在珠海听过赵老师的手面诊讲座，六年前又专门去西安随门诊临床学习。我研究学习手面诊在周围也小有名气了，比如，我的一位熟人，他总不相信看手能诊病判断健康，说是迷信，不科学。有一次，他就找来一个同乡，说让我看看：男，34岁（图6-47-1）。我看后诊断说：①双手生命线均走到一半就消失了，且末端头整齐，这提示家族有遗传性肝硬化病史，应积极预防。②双手震位有横凹槽，提示慢性胃炎信息。③双手掌只有三大主线，干活劳动也许是磨光了其他杂纹，提示易患胃病、头痛、腰腿痛三方面病症。话音刚落，被看的人就连连点头。我父亲肝病去世了，伯父又是"小三阳"，家族中有遗传肝病史，又说，他就是老头痛，长期老胃病和腰腿痛折磨。

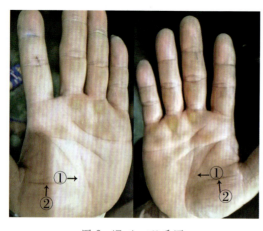

图 6-47-1　双手图

生活中遇到固执的人，这只能说明他是夏虫一季之见而已，不必与他们争论，我们应该认认真真地研究学习自己的爱好和学问，会帮助很多人，总有一天，你的辛苦研究会有大用途的。什么是科学？达尔文曾经给科学下过一个定义："科学就是整理事实，以便从中得出

普遍的规律和结论。"就是说，事实与规律就是科学的内涵，换句话说，事物的规律学问就是科学，若要证明，必须经历实践、认识、再实践、再认识的过程，并寻找可重复和可操作的规律，将经验上升为理论。手面诊可重复应用，且指导救人无数，是智慧与科学的见证！

广州市花都区狮岭大道　手面诊传播健康管理师　张诗松

四十八、腰椎间盘突出及肾结石手诊明显符号

2023年12月26日下午，我跟赵老师一起门诊，一位认识10多年的朋友来医院找我，想让我推荐个老中医调理身体。

赵老师用手诊指示棒指着他手说，①双手生命线内侧大鱼际有明显的两三个小凹坑，为陈旧性腰椎间盘突出，腰肌劳损引起腰痛（图6-48-1、图6-48-2），赵老师又对他说："你这么年轻就劳损腰痛的问题"，他回答说："都35岁了，不小了。"赵老师又说，35岁，人生才刚刚开始呢。他朋友竖起大拇指对赵老师说，太神奇了！我就是来看腰痛的，你看我还有什么毛病？赵老师说，晚上不要吃含钙量高的东西。②双手生命线没有走到头，为家族有遗传性肾结石史，左手生命线末端掌面有小"∗"字纹，说明你已经有肾结石史。他惊讶地张大嘴巴说："这也太不可思议了吧！我父亲和我都患有肾结石病。"

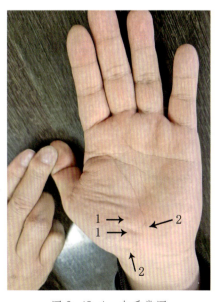
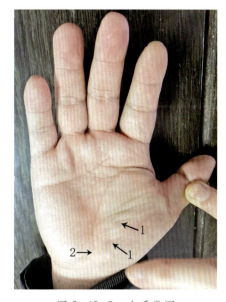

图6-48-1　左手掌图　　　　　图6-48-2　右手掌图

此时，我在一旁说："赵老师，再给看看说说，他来一趟不容易，老师笑着说，就是口小明显，生殖器有包皮或做过包皮手术，左手智慧线同生命线起点交汇处有菱形格纹，为幼年尿床史。"

老师给他望诊、舌诊、目诊、耳诊和脉诊综合辨证，给他开方甘姜苓术汤加腰三药（杜仲、桑寄生、川续断）等药材，水煎服，共7剂。

27日早上，他电话给我反馈说："从来没有一觉睡到9点钟才起来，精神倍爽。"

西安市莲湖区天颐堂中医医院　主治中医师　刘云

四十九、遗传性糖尿病的手掌信息

你双手掌生命线平直，提示你家族有糖尿病遗传信息，再加上你双手掌均有放纵线，一定要加强运动，注意饮食，防止高血糖发生，老师话音一落。患者惊讶地说："真神奇！"难怪我单位找你看过手诊的人，都介绍我来找您看看手诊，我就是有家族性糖尿病史，家族中年龄大点几乎人人都吃降糖药，有人还打胰岛素……

以上是我2018年7月15日我第一次来西安藻露堂中医医院随门诊学习手诊面诊知识，记录的赵老师同患者的对话（图6-49-1）。

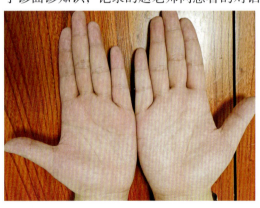

图6-49-1　男，35岁，双手掌图

算起来，我与赵老师认识有20多年了，1996年8月份，我去西安出差时，由于天热，我被蚊虫叮咬皮肤过敏了，我随意走到一个记得名为二炮多学科整形医院，进入皮肤科看皮肤瘙痒病。我发现医生给我看病开药期间随便看了我手掌，说我长期消不良，妇科有炎症等（具体已记不详细了）。当时我觉得神奇，由于同事急着要走，我就没有同大夫再有联系了。但从此我对手诊有了浓厚的兴趣。2000年春节期间，我在一个亲戚家看到一本《实用掌纹诊病技术》，翻阅时发现书前言处写的作者留有地址正是我看皮肤病的医院。2003年12月份的一天，我坐火车，无意中看到有人拿着《中国中医药报》，报纸上正好就有个"赵理明掌纹诊病专栏"，我眼一亮，真的是机缘巧合啊！至今我买了赵老师编写的不下 10 本手面诊及中医书和皮肤病治疗书。也经过努力学习，我成为健康管理师。手面诊知识给我养生保健工作带来很大的帮助。同时，我也在被各地邀请，积极讲座手诊面诊知识传播工作。

下面介绍我在手面诊讲座休息时看的 3 个病案。

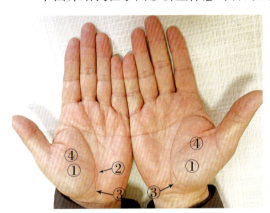

图 6-49-2　男，48 岁，双手掌图

病案一：男，48 岁。分析：①双手掌酸区肥大，全手掌色红，为高血压信息，②左手生命线下方线上有饱满小岛，为肾囊肿信息。③双手掌生命线末端有大岛纹，提示前列腺炎、腰痛等信息。④双手掌震位均有横凹槽，全掌白色点布满，为消化不良、胃炎信息（图6-49-2）。手诊完后，他惊奇地说："真神，上面说的全对。"

病案二：男，38 岁。分析：左脸大于右脸，请问是什么原因？答：你是右侧牙齿有问题，长期靠左侧牙齿吃东西，时间长了，左侧脸肌肉就发达所致。别人都说我，还把我吓得以为有什么病态（图6-49-3）。

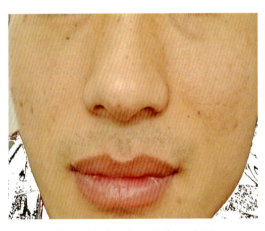

图 6-49-3　男，38 岁，脸图

病案三：男，59 岁。分析：鼻梁两侧肥大，为家族有遗传性肺结核、肺癌等肺病史信息。他立即回答说，他家族上辈真的已有 3 人患肺结核病，两人是患肺癌去世的（图6-49-4）。

深圳市手诊面诊讲师　健康管理师　李玲女士整理

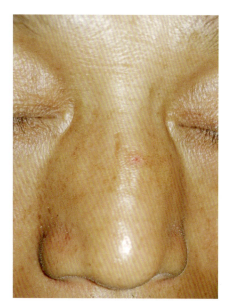

图 6-49-4　男，59 岁，鼻图

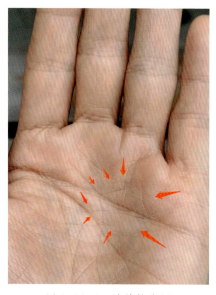

图 6-50-1　肺结核史图

五十、优秀学员肺结核手诊案例分析

肺结核手诊分析案例：男，51岁，已婚。

上午不忙的时候，客户发过来手掌图，让我进行手诊。看后，我用红色箭头标示出方形病理符号，即为肺结核信息，并发给了他，（图6-50-1）。

这个案例分析，赵老师在《望手诊病图解》书上均有详细撰写，需要耐心学习，反复体会，因为每个人掌纹不一样，不可能是标准的图案出现。只有用心观察，慢慢就会有心得了，熟能生巧。

后记：这位客户身上存在很多问题。经过手诊这个敲门砖，沟通变得非常亲切愉快。除了关注客户身体问题外，很多时候也需要关注客户的其他方面问题，简单的安慰和疏导，可能比药物治疗效果更好。

另外，有一天到外面办事，有人知道我会望手面诊看健康，便伸手让我看。一位男性领导，52岁，他的中指甲呈棱方形，我说是胃窦炎史，他立刻双手伸直让我看，说你怎么看手就知道我是胃窦炎啊？（图6-50-2）。旁边有位女性，44岁，说，快给我看看手，发现她右手方庭有杂乱"十"纹，这是心律失常信息，无名指下方庭有"叶状岛纹"相切上下主线，我用笔给她画了一下，这是乳腺增生信息，她几乎尖叫起来，说正是这两个病折磨她！（图6-50-3）。

在此特别感谢赵老师的辛苦付出，他将自己多年的手诊经验，毫不保留地详细写入书中。令人感动的是，在关于肝硬化和脑出血病的纹理区别的章节里，老师在书上说过这样一句话令人印象深刻："知音如不赏，归卧故山秋。"可谓用心良苦。希望读者铭记于心，努力学习手面望诊之术，将其宏扬发展，更好地为大众健康服务！

河北省邯郸市丛台区网络学员　郝吉泰

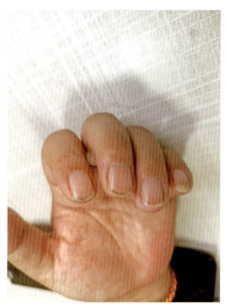
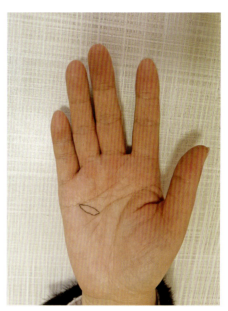

图 6-50-2　中指甲棱方形图　　　图 6-50-3　乳腺增生图

五十一、掌握手面望诊之术并非难事

10多年前，我在西安藻露堂中医医院门诊，跟随赵理明老师研习手诊面诊3年有余，其耐心细致的解读其中奥秘，让我体会到掌握手诊面诊之术并非难事。

2011年秋，因工作需要，我前往区药监局送资料，在办公室，一位年轻女性公职人员得知我为中医师，便好奇地请我帮她看看手诊，我捏住她的食指甲根两侧，轻轻摇动食指指甲，发现她的右手食指甲松动且晃动感明显，便告诉她："检查一下妇科，右侧输卵管有堵塞或者是通而不畅。"她瞪大了眼睛惊奇地问："你怎么知道的？"我回答："这是通过手诊检查得出的结论！"她告诉我，一年多备孕未果。顿时，我心中叹服赵老师传授的手诊果然准确有价值！

10年前，我发现母亲的上唇系带上，约有1毫米大小的阳性反应物结节。想起赵老师门诊告诉这是直肠上有息肉、囊肿或肿瘤提示，便督促母亲到医院做肠镜检查以排除隐患，同时，我也想验证赵老师的望诊准确性，由于母亲本人对肠镜检查的恐惧和心理障碍，一直未果。直到后来春节期间，母亲因排便困难住院，通过肠镜检查确诊是直肠肿瘤，因此，手诊面诊的准确性毋庸置疑。

门诊临床上一例例血的教训告诉人们：应早发现早治疗。但愿更多的人都能掌握赵老师多年潜心研究总结的手面望诊之术。它可靠无副作用，简便实用，努力做到未病先防，既病防变。

赵老师为了鼓励我学望诊，用望诊，研究传播望诊，常点赞说我悟性高又勤奋，他经常对人说："三人行必有吾师。为医者不但要向书本学习，向同行学习，还要向患者学习"在《望手诊病图解》和《一病多方快速诊疗法》书中的诊疗过程病案讲解中还提到过我名字几次。能够遇见并跟随赵老师研习手诊面诊之术，真乃幸事！

下面我举几则临床病案分析同大家分享。

病案一：女，35岁。分析：①左手无名指下方庭有岛纹上下相切于感情线及智慧线，为乳腺增生病史信息。②左生命线包大拇指酸区小，感情线上，四指下掌面碱区大，提示低血压信息。③生命线下端有狭窄长岛纹，为易乏力信息（图6-51-1）。

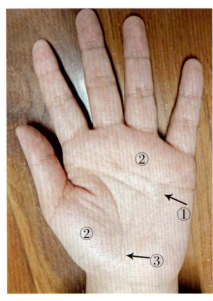

图6-51-1　女，35岁，左手图

病案二：女，43岁。分析：①左手掌生命线走向扩大，超过中指中垂线使酸区大，感情线下弧度走，使碱区有增大，提示此人血压不稳定，随劳累熬夜会出现血压忽高忽低。②手掌方庭呈现"格子状纹"，为心悸、心律失常征兆，防范心脏病发生，建议定期去医院检查（图6-51-2）。

　　病案三：女，46岁。分析：①在没有受伤的情况下，双颧骨高低大小明显不一，左边高大，右边低矮，为先天性体质差（图6-51-3）。②双手掌生命线呈现断续状，为先生性体质差，平时易生病。③右手生命线上有岛纹，为脾囊肿信息。④双手掌均有中间空白中断过敏线，为此人长期消化不良且过敏体质（图6-51-4）。

　　西安市雁塔区西影路科荣花园　中医内科主治医师　李瑞

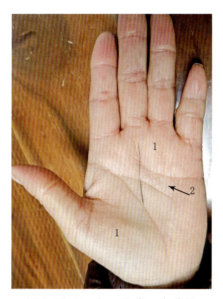 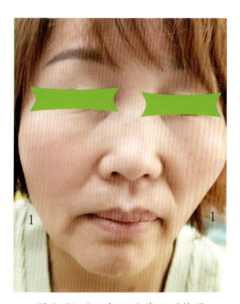

图 6-51-2　女，43岁，左手图　　　图 6-51-3　女，46岁，面貌图

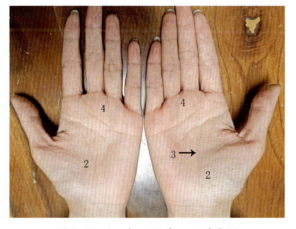

图 6-51-4　女，46岁，双手掌图

跟赵理明老师学手诊

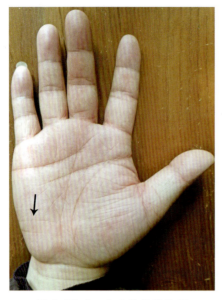

图 6-52-1　右手掌放纵线图

五十二、赵理明医师临床治疗糖尿病简述

凡糖尿病患者，无论患者之胖瘦，临床多表现为：烦躁、失眠、眩晕、口干、舌燥、喜饮、尿频、乏力、困倦、便秘，伴有皮肤瘙痒等症状。

脉诊：弦、细、数者多见。

舌诊：舌质红，舌面干，少津，几乎无苔。

手诊：①双手均有不同程度的放纵线（图6-52-1）。

②无论左右手掌，生命线呈平直使酸区肥大，为遗传性高血糖史。

病例一：男，46岁，右手掌生命线平直酸区肥大，患有高血压病及糖尿病（图6-52-2）。

病例二：无论男女，年龄大小，观手象手诊时，手掌生命线平直使酸区肥大，均提示为家族遗传性糖尿病史信息（图6-52-3）。

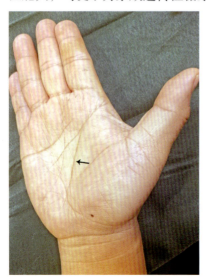

图 6-52-2　右手掌图

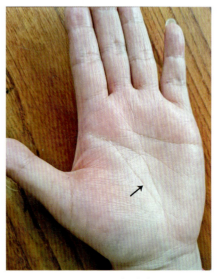

图 6-52-3　左手掌图

综合以上归纳为：肾水亏损不能充分滋养机体是主因。如同大地干旱水不滋养而润万物而燥火生，河水欠缺及寒瘀均会致水流速减缓，迫使秽浊沉淀产生病理之糖脂产物。这正是糖尿病高血脂患者说的坚持每天走路，加速体内循环能降糖降脂的主要原因。《黄帝内经》曰："升降出入，无器不有。升降废，则神机灭。"《金匮要略》曰："脏元通畅，人即安和。"这是对"通"乃是治病和养生的根本的高度概括。

中医临床常用经方：桂附地黄丸、人参白虎汤、益胃汤、玉泉丸来加减化裁，以补阴水、改善血液流速至全身各处，以达到"水流百米能自净"，使体内通畅、代谢正常而无沉淀之病理产物形成。

常用加减用药：醋五味子、天门冬、麦门冬、石斛、覆盆子、地骨皮、黄连、牡蛎、乌梅、天花粉、葛根、车前子等。

另外，我跟随赵老师门诊上班时间长，业余喜爱书法，笔墨横姿。感觉观手掌纹同篆刻艺术有相似之处，便赵老师聊此事，他借用中国书法家协会会员，著名青年篆刻家张忠先生对篆刻艺术的论述在篆刻艺术中，无论是豪放洒脱、粗细的线条，还是婉转柔美或笔直的走线，都凝聚着无尽的美感和韵味，富有生命力和动感美，为了达到另一境界之残缺美，篆刻家在完成作品以后，有时还会刻意用刻刀在图章面上选择性敲出"破像"缺损，以达到防伪作用。

人的手掌纹越是深刻明晰、光滑且不中断，为最理想身体强壮者的掌纹，也是一种健康之美。而掌纹残缺分叉有干扰线又有岛纹，为不健康，亚健康或疾病史。人的手掌除手指皮纹外，掌纹随着身体的变化也在不断地变化，这也是观手掌纹诊断疾病健康与否阳性反应物的依据。

西安雁塔益群中医门诊部　雷梦男中医师

五十三、观甲纹象记录三个月的心事困扰

2022年10月27日下午，西安小寨藻露堂中医医院门诊。

某女，42岁。

主诉：近期睡眠质量差，易醒，多梦还兼恐惧梦。

望诊：双目困乏状，面色暗灰，容貌疲倦，消瘦。舌苔白腻。

脉诊：脉细弱浮散样。

手诊：观察双手大拇指和食指甲面根位均呈现波浪形状的发展，占甲

面三分之一位置（图6-53-1、图6-53-2）。

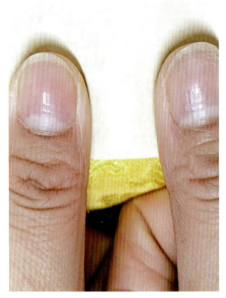
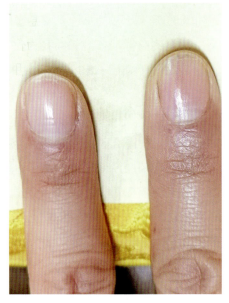

图 6-53-1 双大拇指甲图   图 6-53-2 双食指指甲图

见状我对患者说，你近三个月有心、肝、肺三脏器相关的事情在影响着你。

陪同来看病的同伴质疑："应该没有啊，她有自己的企业，经济上不成问题，老公又对她特别好。"

我微笑了一下说，绝对的，100%的有什么事牵挂着她的心智，这一点不会有错的。

这时，患者浅浅地一笑说："有道理，就是我女儿的事情。我就一个孩子，去英国上大学三个月了，我让她每天晚上给我报个平安，但孩子说上课下课一忙有时候就忘记了，她不回信息，我就心乱得不行，已经心神不安三个月了。"

听后，我对患者解释："十指连心，心肝宝贝远行万里，自然会牵挂！大拇指属心脑；食指属肺，食指（示指）也代表指示别人，用食指指点管理别人的含义。肝其华在爪，所以你的指甲会有三个月左右的时间出现不稳定性波浪状甲纹。一同来看病的同伴劝说，你没有必要让孩子天天给你报平安啊！那样孩子也没有办法安心学习了，如此这样频繁担忧你累孩子也累。

　　两位女患者听我看甲诊分析后问，原来望手诊病大有学问啊？给解释：最好让孩子一周报平安信息就足够了。虽说儿行千里母担忧，何况是万里之遥的英国呢！她们问我为什么观指甲能看到大概时间段呢？这也太不可思议了吧？解释：成年人指甲 7 个月生长一轮循环，你波浪状甲面纹大约占甲面有三个月样子，就是这样判断的。

　　此时，站在我身后的一位姓惠的中年男患者插话道："听明白了，我也喜欢手诊，还买了几本赵老师的手诊书来研究好几年。看来凡认为手诊只是个临床辅助诊断，是唯心主义的人，说明他没有深入研究，靠想象推理是不对的。古人说，'凡事过万必自熟'。我建议临床看过上万人的手掌、进行手诊分析后，再实事求是狂言霸道评论手诊不迟……"

　　摘录于《赵理明医师手面诊医话医案》杭凯

五十四、手诊学习：贵在反复记忆，勤于实践

　　8 年前的一天，我有幸听了赵理明老师讲座的手诊讲座，课堂上，我听得津津有味，对手诊产生了兴趣。手诊真的很神奇。观手掌就可以晓得人体健康方面许多信息。巧的是，正好有一位病患找赵理明老师看病，并与我聊起了赵老师为他诊治疾病的前因后果。这是真实发生的病例，为什么观手会知健康呢？又一次激起了我对手诊强烈的好奇心。也坚定了我学习手诊的信心。

　　为了掌握手诊技艺，我先后购买了《望手诊病图解》《望面诊病图解》以及前年赵老师新编著的《中医古今诊法集萃》《一病多方快速诊疗法》等书。

　　由于我长居西安，在学习过程中遇到疑问和难点时，我会用笔记录下来，然后去请教赵老师，或微信咨询。赵老师都耐心地给我一一解答，并带着我跟诊和参加义诊。就这样反复学习，勤于临床，使我手诊之术很快得到了提高。

　　下面列举我观手看健康三例病案同大家分享。

　　病例一：女，49 岁。分析：①双手生命线末端地丘有竖立岛纹，但平坦没有饱满鼓起来，提示防止大肠肿瘤或囊肿发生，应及时去医院检查。患者说，她已做过乙状结肠肿瘤手术距今两年了。②双手感情线在中指下

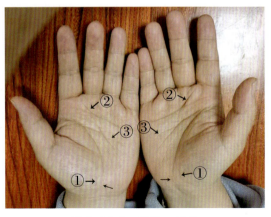

图6-54-1 病例一掌纹

一分为二明显分叉。有心肌梗死遗传信息，防范心肌梗死发生，患者说她外公就是心肌梗死突发去世的。③双手沿智慧线分叉而行，要防止头痛发生。患者说头痛困扰她十几年了（图6-54-1）。

病例二：女，52岁。

分析：观察其右手掌智慧线末端，肺的反射区兑位有两三个小岛纹，提示右肺部有两三个结节信息。患者惊讶地拿出医院检查单子说，前天刚到医院确诊是右肺有两三个结节，其中一个较大，医院已经建议手术治疗（图6-54-2）。

病例三：男，63岁。分析：①观察双手掌均有长的非健康线，且震位均有凹槽，指腹有竖立皱纹。以上为长期慢性胃炎的相关信息。②左手掌震位有皮下起泡块状，为此人有奔豚气病症，即胸腹中有阵发气向上冲动感，十分难受。为患者分析手诊时，他连连点头说：是的是的（图6-54-3）。

西安市锦业路9号绿地中心健康管理师 张振斌

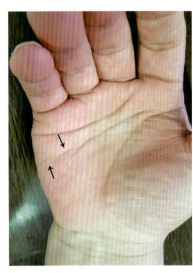

图6-54-2 病例二掌纹

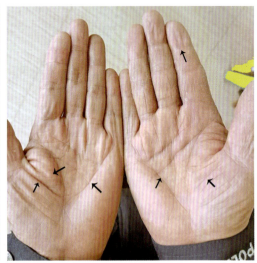

图6-54-3 病例三掌纹